Rätselhafte neurologische Symptome

AF833328

Ratgeber Kinder- und Jugendpsychotherapie
Band 32

Rätselhafte neurologische Symptome

Prof. Dr. Meinolf Noeker

Die Reihe wird herausgegeben von:

Prof. Dr. Manfred Döpfner, Prof. Dr. Charlotte Hanisch, Prof. Dr. Nina Heinrichs, Prof. Dr. Dr. Martin Holtmann, Prof. Dr. Paul Plener

Die Reihe wurde begründet von:

Manfred Döpfner, Gerd Lehmkuhl, Franz Petermann

Meinolf Noeker

Rätselhafte neurologische Symptome

Informationen zu Konversionsstörungen für Betroffene, Eltern, Lehrkräfte und weitere Bezugspersonen

hogrefe

Prof. Dr. Meinolf Noeker, geb. 1958. Psychologischer Psychotherapeut für Kinder und Jugendliche sowie Erwachsene und seit 1995 als Dozent, Supervisor und Selbsterfahrungsleiter (Verhaltenstherapie) tätig. 1991–2011 Leitung des Psychologischen Dienstes am Zentrum für Kinderheilkunde der Universität Bonn. 2012–2024 Krankenhausdezernent LWL-PsychiatrieVerbund Westfalen beim Landschaftsverband Westfalen-Lippe (LWL) in Münster.

Wichtiger Hinweis: Der Verlag hat gemeinsam mit den Autor:innen bzw. den Herausgeber:innen große Mühe darauf verwandt, dass alle in diesem Buch enthaltenen Informationen (Programme, Verfahren, Mengen, Dosierungen, Applikationen, Internetlinks etc.) entsprechend dem Wissensstand bei Fertigstellung des Werkes abgedruckt oder in digitaler Form wiedergegeben wurden. Trotz sorgfältiger Manuskriptherstellung und Korrektur des Satzes und der digitalen Produkte können Fehler nicht ganz ausgeschlossen werden. Autor:innen bzw. Herausgeber:innen und Verlag übernehmen infolgedessen keine Verantwortung und keine daraus folgende oder sonstige Haftung, die auf irgendeine Art aus der Benutzung der in dem Werk enthaltenen Informationen oder Teilen davon entsteht. Geschützte Warennamen (Warenzeichen) werden nicht besonders kenntlich gemacht. Aus dem Fehlen eines solchen Hinweises kann also nicht geschlossen werden, dass es sich um einen freien Warennamen handelt.

Bibliografische Information der Deutschen Nationalbibliothek
Die Deutsche Nationalbibliothek verzeichnet diese Publikation in der Deutschen Nationalbibliografie; detaillierte bibliografische Daten sind im Internet über http://dnb.dnb.de abrufbar.

Das Werk einschließlich aller seiner Teile ist urheberrechtlich geschützt. Jede Verwertung außerhalb der engen Grenzen des Urheberrechtsgesetzes ist ohne Zustimmung des Verlags unzulässig und strafbar. Das gilt insbesondere für Vervielfältigungen, Übersetzungen, Mikroverfilmungen und die Einspeicherung und Verarbeitung in elektronischen Systemen.

Alle Rechte, auch für Text- und Data-Mining (TDM), Training für künstliche Intelligenz (KI) und ähnliche Technologien, sind vorbehalten. All rights, including for text and data mining (TDM), Artificial Intelligence (AI) training, and similar technologies, are reserved.

Hogrefe Verlag GmbH & Co. KG
Merkelstraße 3
37085 Göttingen
Deutschland
Tel. +49 551 999 50 0
info@hogrefe.de
www.hogrefe.de

Umschlagabbildung: © iStock.com by Getty Images / LeManna
Illustrationen: Klaus Gehrmann, Freiburg; www.klausgehrmann.net
Satz: Franziska Stolz, Hogrefe Verlag GmbH & Co. KG, Göttingen
Druck: mediaprint solutions GmbH, Paderborn
Printed in Germany

1. Auflage 2025
© 2025 Hogrefe Verlag GmbH & Co. KG, Göttingen
(E-Book-ISBN [PDF] 978-3-8409-2314-2; E-Book-ISBN [EPUB] 978-3-8444-2314-3)
ISBN 978-3-8017-2314-9
https://doi.org/10.1026/02314-000

Inhaltsverzeichnis

Vorwort

An die Eltern und weitere Bezugspersonen

In diesem Ratgeber geht es um sogenannte rätselhafte neurologische Symptome, d.h. um bestimmte körperliche Beschwerden, wie beispielsweise um Bewegungsstörungen (z.B. Gangstörungen oder Lähmungen), um Anfälle, bei denen Betroffene kurzfristig das Bewusstsein verlieren, oder um verschiedene Sinnesstörungen, wenn beispielsweise das Sehen beeinträchtigt ist.

Die Informationen und Empfehlungen in diesem Ratgeber richten sich an Eltern, Geschwister und andere Angehörige sowie an alle Bezugspersonen (z.B. Erzieher[1] und Lehrkräfte) von Kindern und Jugendlichen, die an solchen rätselhaften neurologischen Symptomen leiden bzw. die Diagnose „Funktionelle neurologische Störung“ bzw. „Konversionsstörung“ erhalten haben. Und natürlich erhalten betroffene Kinder und Jugendliche selbst zahlreiche Anregungen zum Umgang mit den Symptomen.

Wenn Ihr Kind unter rätselhaften neurologischen Symptomen leidet, sind Sie als Eltern in vielfacher Weise mitbetroffen und gefordert: Sie entscheiden über die Behandlung Ihres Kindes. Dazu benötigen Sie über die ärztliche Aufklärung hinaus gute und verständliche Informationen und Empfehlungen, die dieser Ratgeber vermitteln möchte. Die Diagnose hat außerdem Folgen für Ihren Alltag: Routinen und eingespielte Rollen funktionieren vielleicht nicht mehr und müssen angepasst werden. Ihre Grundhaltung und Ihr erzieherisches Verhalten können angesichts der neuen Herausforderungen, die die Erkrankung Ihres Kindes mit sich bringt, infrage gestellt werden. Sie sind gefordert, Antworten auf Ihre Sorgen um Ihr Kind zu finden, mit der emotionalen Belastung umzugehen und sich mit Fachleuten abzustimmen, damit Ihr Kind bestmöglich unterstützt werden kann. Dieser Ratgeber unterstützt Sie dabei, die Situation besser zu verstehen und die Herausforderungen, die sich Ihnen nun stellen, gut zu bewältigen.

1 Die männliche Form wird hier generisch, also übergreifend verwendet. Es sind also immer alle Geschlechter (männlich, weiblich, divers) gemeint. Die Formulierung „Eltern“ bzw. „Vater und Mutter“ schließt immer auch alle anderen Varianten und Konstellationen von erziehungs- und sorgeberechtigten Personen ein.

In den Kapiteln 1 und 2 erfahren Sie, was sogenannte „Funktionelle neurologische Störungen" sind und woran man sie erkennt. Im Kapitel 3 geht es um Probleme, die zusätzlich auftreten und zu Belastungen führen können. In Kapitel 4 erfahren Sie, wie Funktionelle neurologische Störungen entstehen. Kapitel 5 gibt Ihnen vielfältige Anregungen, was Sie selbst tun können, um mit den rätselhaften Symptomen und den damit verbundenen Belastungen gut zurechtzukommen. In Kapitel 6 geht es zudem darum, wie eine Psychotherapie helfen kann.

An die betroffenen Kinder und Jugendlichen

In diesem Buch geht es um die rätselhaften Symptome, die du seit einiger Zeit hast. Das Buch soll dir und deinen Eltern dabei helfen, mit diesen Symptomen besser umzugehen. Es enthält hilfreiche Informationen und Tipps. Man erfährt, was man alles tun kann, damit die Symptome nicht mehr so viele Probleme bereiten oder vielleicht sogar wieder verschwinden.

Das Buch richtet sich vor allem an deine Eltern. Sie sollen möglichst viel über die Symptome lernen, damit sie dir möglichst gut helfen können. Du kannst aber natürlich auch ein bisschen „mitlesen" und so auch selbst etwas über das Thema lernen, wenn du möchtest. Wie auch immer ihr mit diesem Buch umgeht – ob es nur deine Eltern lesen oder ob du ein bisschen mitliest: Das Ziel ist, dass ihr gemeinsam einen Weg findet, wie ihr mit den rätselhaften Symptomen gut zurechtkommt.

Bestimmt erlebst du aufgrund der rätselhaften Symptome viele Veränderungen und auch Einschränkungen in deinem Leben, sowohl zu Hause als auch in der Schule und in deiner Freizeit. Einige Einschränkungen lassen sich nicht so schnell ändern. Man muss sie erst einmal akzeptieren. Andere Einschränkungen kann man aber sehr wohl ändern. Dieses Buch gibt dir und deinen Eltern hierfür hilfreiche Tipps.

Wahrscheinlich lösen die vielen Veränderungen und Einschränkungen ganz unterschiedliche Gefühle bei dir aus. Vielleicht bist du manchmal ärgerlich, genervt, wütend, traurig, deprimiert oder von allem etwas. Das ist verständlich!

Genauso verständlich ist es, wenn dir viele Gedanken und Fragen im Kopf rumschwirren. Vielleicht fragst du dich zum Beispiel: Was ist da eigentlich los?

Wann hört das wieder auf? Hört es überhaupt irgendwann wieder auf? Was können die Ärzte und Therapeuten tun? Was kann ich selbst tun? Wo kommt das eigentlich her? Warum hat es ausgerechnet mich erwischt? Wie kann ich meine Laune verbessern, auch wenn es gerade nicht gut läuft? Wie kann ich zufrieden und gut gelaunt sein, auch wenn sich herausstellt, dass es nicht bald besser wird? Mit wem kann ich am besten darüber reden?

All diese Fragen können einen ganz schön beschäftigen. Vielleicht ist man erstmal ratlos und fühlt sich unsicher. Da kann es hilfreich sein, sich schlau zu machen! Denn viele Ärzte, Psychologen und andere Fachleute haben schon einiges über diese rätselhaften Symptome herausgefunden. Dieses Wissen kann dir helfen, dich weniger ratlos und unsicher zu fühlen. Außerdem kann es hilfreich sein, wenn du anderen erklären möchtest, was mit dir los ist. Vielleicht hast du die Erfahrung gemacht, dass andere manchmal blöd reagieren oder etwas Blödes sagen, wenn sie deine Symptome mitbekommen. Meistens meinen sie das gar nicht böse, sondern sind einfach überfordert. Sie können das, was sie beobachten, nicht verstehen. Sie sind also auch ratlos und unsicher. Sie wissen nicht, ob sie dich auf die Sache ansprechen sollen und nachfragen sollen, oder lieber nicht. Sie wissen nicht, ob sie Rücksicht nehmen sollen oder einfach so mit dir umgehen sollen, wie in der Vergangenheit auch. Wenn du besser über deine Symptome Bescheid weißt, kannst du vielleicht auch anderen erklären, was los ist, und ihnen sagen, wie sie sich am besten verhalten können. Damit hilfst du nicht nur dir selbst, sondern auch den anderen.

Du kannst dir die Situation ein bisschen so vorstellen wie, wenn du in einer Stadt bist, in der du dich nicht auskennst: Du musst zunächst wissen, wo du stehst, dann musst du wissen, wo du hinwillst, und dann suchst du (z.B. mit Google Maps) die beste Route, die zu deinem Ziel führt. Dieses Buch hilft dir und deinen Eltern auf eine ähnliche Weise:

1. Es enthält ganz viele Informationen über die Symptome, damit ihr sie besser einordnen könnt.
2. Es unterstützt euch dabei, Ziele zu formulieren, zum Beispiel, dass du im Alltag weniger eingeschränkt bist und es euch trotz der Symptome gut geht.
3. Schließlich gibt euch das Buch hilfreiche Strategien an die Hand, wie ihr die Ziele erreichen könnt.

Das Buch richtet sich vor allem an deine Eltern und andere erwachsene Personen (z.B. Lehrkräfte). Es ist so geschrieben, dass deine Eltern möglichst viele Informationen und Ratschläge bekommen, die euch helfen und die ihr zusammen ausprobieren könnt. Je nachdem, welches Vorwissen du bereits über dein Gesundheitsproblem hast, bietet es sich gegebenenfalls aber auch an, dass du das Buch selbst liest. Vermutlich wirst du während des Lesens auf den einen oder anderen Fachbegriff stoßen, den du nicht kennst, und daher vielleicht manche Abschnitte nicht komplett verstehen. In diesem Fall könntest du dann die Inhalte des Buches nach jedem Abschnitt gemeinsam mit deinen Eltern besprechen: Was hast du verstanden? Wo können deine Eltern noch etwas erklären? Und vor allem: Wie kann euch das, was ihr gelesen habt, in eurer Situation weiterbringen? Welche Gedanken findet ihr hilfreich? Welchen Ratschlag wollt ihr umsetzen?

Das Buch gemeinsam zu lesen und zu besprechen, hilft euch nicht nur im Umgang mit den rätselhaften Symptomen. Es hilft euch auch dabei, über alle möglichen Themen, die euch sonst so beschäftigen, zu sprechen und euch auszutauschen.

In diesem Sinne wünsche ich dir viele hilfreiche Anregungen beim Lesen und eine gute Besserung!

Münster und St. Katharinen, Juni 2025 *Meinolf Noeker*

1 Funktionelle neurologische Störungen (FNS) – Was ist das?

1.1 Unterschiedliche Begriffe für dasselbe Phänomen

Die moderne medizinische Bezeichnung für die rätselhaften Symptome, um die es in diesem Ratgeber geht, lautet „Funktionelle neurologische Störungen", kurz: FNS. Mit dem Wort „funktionell" sollen die Symptome von „strukturellen" Erkrankungen abgegrenzt werden. Es verdeutlicht, dass die Symptome nicht auf eine *Schädigung* des Gehirns, der Nerven oder sonstiger Organe zurückgehen. Vielmehr ist ausschließlich das *Funktionieren* des Gehirns beeinträchtigt. Sein struktureller Aufbau ist weiterhin intakt. Daher finden sich auch keine auffälligen Laborwerte oder sichtbaren Abweichungen in der Bildgebung (z. B. in Röntgenaufnahmen, im Ultraschall, MRT oder CT[2]). Alle medizinischen Untersuchungswerte sind normal.

Die Botschaft, dass keine strukturelle Schädigung vorliegt und in dieser Hinsicht alles in Ordnung ist, ist aus objektiver, rein medizinischer Sicht zunächst eine sehr gute Nachricht! Bei Betroffenen kann dies aber möglicherweise gemischte Gefühle auslösen. Und das ist verständlich, denn: Klassische medizinische Behandlungsansätze, wie z. B. die Gabe von Medikamenten, kommen nicht infrage. Bei einer Krankheit mit auffälligen Befunden, also auffälligen Laborwerten oder Auffälligkeiten in der Bildgebung, hätte man dagegen „schwarz auf weiß" den Beleg für eine Erkrankung, die man verständlich nach außen kommunizieren und gegen die man beispielsweise medikamentös vorgehen kann.

Fachleute verwenden unterschiedliche Bezeichnungen für die Diagnose solcher rätselhaften Symptome. Der Begriff FNS löst in der medizinischen und psychologischen Fachliteratur den über hundert Jahre verwendeten Begriff der „Konversionsstörungen" ab. Viele Fachleute verwenden jedoch auch weiterhin diesen vertrauten Begriff. Für Sie ist wichtig, dass die beiden Bezeichnungen FNS und Konversionsstörungen im Grunde dasselbe bedeuten. Sie sind mehr oder weniger austauschbar und werden auch in diesem Ratge-

2 Mit einer Magnetresonanztomographie (MRT) oder einer Computertomographie (CT) können krankhafte Veränderungen im Körper aufgespürt werden.

ber so verwendet. Auf den Begriff „Konversion" kommen wir im Kapitel 1.2 noch zu sprechen.

„*Psychogene Anfälle*" ist ein weiterer Begriff, der oft für die Diagnose sogenannter nicht epileptischer Anfälle verwendet wird. „Psychogen" bedeutet psychisch verursacht. Die Vorstellung, dass die Anfälle eine *psychische Ursache* haben, wird der Sache jedoch auch nicht ganz gerecht. Denn hierbei wird nicht ausreichend berücksichtigt, dass Betroffene auch eine gewisse *biologische Veranlagung* mitbringen können, unter Stress mit solchen Anfällen zu reagieren. Schließlich reagieren nur sehr wenige Menschen in Stresssituationen mit Anfällen bzw. Störungen der Bewegung oder der Sinneswahrnehmung. Darum wird der Begriff „psychogen" heute in diesem Zusammenhang nicht mehr so häufig verwendet und das ist auch gut so.

Ein weiterer, neuerer diagnostischer Begriff lautet „dissoziative Störung des Körpertypus" oder „dissoziativer Anfall" bzw. „dissoziative Bewegungsstörung". Der Begriff „dissoziativ" kommt aus dem Lateinischen und bedeutet: entkoppelt, abgetrennt. Ein dissoziativer Zustand liegt vor, wenn bestimmte Bereiche des Gehirns sich von anderen Bereichen des Nervensystems bzw. der Muskulatur oder den Sinnesorganen entkoppelt haben und mit diesen nicht mehr richtig kommunizieren. Der Wille und das Bewusstsein im Gehirn geben zum Beispiel den Befehl an die Beine, zur Toilette zu gehen. Das Bein wirkt jedoch wie gelähmt, es nimmt den Befehl nicht auf, es ist entkoppelt von der bewussten und willentlichen Befehlszentrale im Gehirn. Dieses Phänomen und der Begriff „Dissoziation" wird ebenfalls in Kapitel 1.2 genauer erläutert.

1.2 Konversion und Dissoziation: Zwei charakteristische Mechanismen bei FNS

Der Mechanismus Konversion

Wie bereits erwähnt, ist „Konversionsstörung" die traditionelle Bezeichnung für das, was wir in diesem Ratgeber „Funktionelle neurologische Störung" (FNS) nennen. „Konversionsstörung" ist der unter Fachleuten immer noch bekannteste und gebräuchlichste Begriff, auch wenn er in der offiziellen Diagnostik zunehmend durch den Begriff FNS abgelöst wird.

Um FNS zu verstehen, ist es hilfreich, sich den Begriff „Konversion" genauer anzuschauen: Er kommt aus dem Lateinischen und meint Umwandlung. Die Vorstellung, die dahinter steckt, ist, dass verdeckte psychische Belastungen, Konflikte und Sorgen auf der körperlichen Ebene zum Ausdruck kommen, wenn auf der psychischen oder zwischenmenschlichen Ebene keine Lösung gelingt. Die psychischen Belastungen werden sozusagen „umgewandelt". Die Wahrscheinlichkeit für einen solchen Mechanismus der Umwandlung erhöht sich, wenn der zugrunde liegende Konflikt nicht bewusst ist oder nicht richtig in Worte gefasst werden kann. Oder es ist tabuisiert, ihn offen zu benennen, weil man fürchtet, dadurch noch größere Probleme zu erzeugen. Oder der Austausch (z. B. innerhalb der Familie) ist blockiert, weil man nicht darin geübt ist, mit Verständnis, Respekt und ohne Vorwürfe zuzuhören und miteinander zu sprechen.

Die Umwandlung (Konversion) seelischer Not in körperliche Symptome sendet somit zwei eigentlich widersprüchliche Botschaften: Die Symptome zeigen einerseits an, „dass irgendetwas nicht stimmt", sie sagen andererseits aber auch nicht, was es genau ist, das nicht stimmt. Damit sendet der Körper einerseits das Signal an die betroffene Person selbst, an die Familie oder die soziale Umgebung, sich zu kümmern. Andererseits wird nicht „das Tabu verletzt", den Konflikt genau zu benennen. Dadurch bleibt das Kind bzw. der Jugendliche vor Unverständnis, Empörung und Vorwürfen geschützt, ohne dass das Kind bzw. der Jugendliche dies bewusst herbeiführt. Das Symptom „mischt also den Patienten und die Familie auf", aber es „redet keinen Klartext". Vielmehr sendet es ein indirektes Signal, das es zu entziffern gilt, wenn man eine Lösung für das verdeckte Problem finden will.

Das Entziffern der innewohnenden Botschaft ist nicht leicht, denn es gibt meistens Gründe, die einem klaren Verständnis und vor allem einem Austausch darüber entgegenstehen. Das Problem zu teilen, könnte zum Beispiel peinlich sein, jemanden verletzen und brüskieren oder Verärgerung, Zorn und sogar einen Beziehungsabbruch provozieren. Solchen Folgeproblemen fühlt man sich vielleicht nicht gewachsen. In einer solchen verzwickten Konstellation kann es eine raffinierte „Idee" des Organismus sein, mit dem Symptom lautstark etwas zu sagen und dennoch nichts zu sagen und damit geschützt zu bleiben vor dem Vorwurf, dass man etwas gesagt hat.

Der Mechanismus Dissoziation

Ein weiterer Mechanismus, der bei der Entstehung von FNS eine wichtige Rolle spielt, nennt sich „Dissoziation". Hierzu wurde in den letzten Jahrzehnten viel geforscht und herausgefunden. Das Wort „Dissoziation" kommt ebenfalls aus dem Lateinischen und bedeutet Trennung und Entkoppelung. Wie bereits in Kapitel 1.1 erwähnt, besteht die Dissoziation darin, dass bestimmte Organsysteme, die normalerweise ständig in wechselseitigem Austausch mit dem Gehirn stehen, plötzlich voneinander entkoppelt sind. Dabei gibt es keinerlei Schäden in der organischen Struktur. Nur die Kommunikation zwischen dem Gehirn bzw. dem Nervensystem und den Organen ist irgendwie unterbrochen. Deswegen ist das Funktionieren gestört, weshalb von einer *funktionellen* Störung gesprochen wird. Je nach Erscheinungsform der FNS (vgl. Kapitel 2) liegt eine andere Entkoppelung vor:

- Bei Symptomen wie *Bewegungsstörungen oder Lähmung* ist die Übertragung von Signalen vom Gehirn an den Körper, hier also an die Arme, Hände oder Beine unterbrochen. Dies ist besonders erstaunlich, weil die Leitung vom Gehirn zur Muskulatur vollkommen intakt ist. Es liegt sozusagen kein „Kabelbruch" vor, mit dem es ein Elektriker ja manchmal zu tun hat. Dass die Leitungen intakt sind, kann man mit einer einfachen neurologischen Messung der Nervenleitgeschwindigkeit zweifelsfrei belegen. Zu Bewegungsstörungen erfahren Sie in Kapitel 2.1 mehr. Über das Symptom der Lähmung lassen sich in Kapitel 2.2 weitere Informationen finden.
- Bei *dissoziativen Anfällen* liegen Dissoziationen zwischen bestimmten Gehirnregionen vor, die normalerweise harmonisch miteinander zusammenarbeiten und Signale austauschen. Weil der Austausch dieser Nervensignale innerhalb des Gehirns beeinträchtigt ist, wird davon auch die Weiterleitung an die Muskulatur durcheinandergebracht. Es kommt dann zu Anfällen, die wie epileptische Anfälle aussehen, aber keine Epilepsie sind. Hierzu erfahren Sie in Kapitel 2.3 mehr.
- Bei Symptomen wie *Taubheitsgefühl, Sehschwäche oder Schmerz* ist die umgekehrte Signalübertragung unterbrochen, also die Weiterleitung aus den Organen oder Sinnesorganen an das Gehirn. Auch hier gilt, dass die Nervenleitungen nachweisbar vollkommen intakt sind und Impulse an das Gehirn weiterleiten. Trotzdem kommt das Signal dort geschwächt oder verzerrt an. Anders als bei einem unklar rauschenden Radiosender, den man nicht korrekt eingestellt bekommt, ist die Nervenleitung jedoch nicht ka-

putt, sondern nur entkoppelt, also dissoziiert. Auf Empfindungs- und Sehstörungen kommen wir in Kapitel 2.4 noch einmal zu sprechen.

Bei aller Unterschiedlichkeit in den Symptomen haben die einzelnen Unterformen der FNS diesen Mechanismus der Dissoziation gemeinsam. In der Fachsprache nennt man die FNS, wie erwähnt, daher auch die „dissoziative Störung des Körpertypus“. Wenn man das Konzept der Dissoziation weiterdenkt, kommt man zu der Vorstellung, dass es im Organismus einer betroffenen Person eigentlich zwei Systeme gibt, die voneinander entkoppelt nebeneinanderstehen und arbeiten: Da ist zum einen der *Anteil, der die Symptomatik „produziert“* und der dem Bewusstsein in aller Regel nicht zugänglich ist. Nimmt man das Konzept der Konversion hinzu, könnte es sich bei einigen Patienten um einen Anteil handeln, der einen psychischen Konflikt in ein Symptom auf der körperlichen Ebene umwandeln will. Und dann gibt es noch den *Anteil, der die Symptomatik „erleidet“*. Das ist sozusagen das „ganz normale“ Alltagsbewusstsein des betroffenen Kindes bzw. des betroffenen Jugendlichen. Dieser Anteil erlebt die Symptome und den Funktionsausfall – also zum Beispiel eine Lähmung, eine Gangstörung oder ein Anfallsgeschehen und „reibt sich die Augen“, weil er nicht versteht, was da vor sich geht. Das normale Alltagsbewusstsein fühlt sich als Opfer und sagt mit Fug und Recht, dass es diese Symptome „nicht macht“ und für die Symptome nichts kann. Das Gefühl, dass da eine andere Instanz im eigenen Organismus manchmal die Kontrolle bzw. Steuerung über Körperfunktionen übernimmt, fühlt sich verständlicherweise befremdlich und beängstigend an.

Die Vorstellung, dass es zwei Anteile gibt, wird später in Kapitel 6 noch einmal wichtig, wenn es um bestimmte Konzepte der Psychotherapie geht, zum Beispiel um die sogenannte Teilearbeit. Teilearbeit versucht, die beiden Anteile wieder miteinander „ins Gespräch“ zu bringen, sie wieder miteinander zu verknüpfen bzw. die Leitungen wieder „durchlässig“ zu machen. Wenn man davon ausgeht, dass der Anteil, der die Symptome produziert, dies mit einem bestimmten „Anliegen“ tut, dann kann es sinnvoll sein nachzuhorchen, was dieses Anliegen wohl sein könnte. Denn: Wenn man das Anliegen versteht, anhört, ernst nimmt und aufgreift, haben die Symptome sozusagen ihren Zweck erfüllt und der Anteil kann sich wieder zurücknehmen. So lautet zumindest die Grundidee bei einer Variante der Psychotherapie, mehr dazu erfahren Sie in Kapitel 5.7.

Allerdings muss man hinzufügen, dass so ein Hintergrund manchmal nicht vorliegt. Und manchmal liegt er vor, kann aber nicht identifiziert und verstanden werden. Es kann lohnend sein, ein mögliches Anliegen des Organismus aufzuspüren. Es kann aber auch angemessen sein, dies nicht „verbissen“ zu tun und nicht zu denken, dass dies notwendig ist, um FNS loszuwerden. Manchmal gelingt es auch ohne diesen Schritt.

Auch die Krankengymnastik knüpft an das Konzept der dissoziierten Nervenleitungen an. Wenn im Rahmen krankengymnastischer Übungen das Gehirn regelmäßig übt, bestimmte Befehle und damit Nervensignale gezielt an die gelähmte Muskulatur im Bein zu senden, so wird – buchstäblich Schritt für Schritt – die Stromleitung zwischen Gehirn und Muskulatur wieder durchgängiger gemacht. Dasselbe gilt für mentale Vorstellungsübungen. Wenn der Patient sich eine bestimmte Bewegung plastisch vorstellt, so wird damit auch die Reizweiterleitung zwischen Gehirn und den Nervenzellen in der Muskulatur „geölt“.

Psychotherapie, Krankengymnastik und mentale Vorstellungsübungen arbeiten allesamt daran, die Dissoziation wieder zurückzunehmen. Die Therapiemethoden unterscheiden sich enorm, dennoch haben sie im Grunde den gleichen Ansatzpunkt. Mehr dazu in den Kapiteln 5.7, 5.8 und 6.

1.3 Wie viele Kinder und Jugendliche sind von FNS betroffen?

Es ist nicht leicht zu sagen, wie viele Kinder und Jugendliche tatsächlich von FNS betroffen sind. Die Angaben in den Studien zu den Häufigkeiten von FNS variieren stark. Manche Wissenschaftler schätzen die Zahl der Betroffenen eher hoch ein und andere eher niedrig. Man muss auch davon ausgehen, dass es eine hohe Dunkelziffer gibt. Für Sie als Eltern ist die tatsächliche Zahl der Betroffenen vielleicht gar nicht so wichtig, vielmehr ist es gut zu wissen, dass das Störungsbild bekannt ist und Ihr Kind mit seinen Problemen daher nicht allein ist. Insbesondere in größeren Kliniken sind Behandler regelmäßig mit Kindern, Jugendlichen und Erwachsenen konfrontiert, die ihnen von rätselhaften neurologischen Symptomen berichten.

2 Woran erkennt man FNS? – Erscheinungsformen

FNS können mit sehr unterschiedlichen Symptomen einhergehen. Zu den wichtigsten Unterformen zählen Bewegungsstörungen mit Gangstörungen oder Lähmungen, dissoziative Anfälle und verschiedene Sinnesstörungen wie zum Beispiel die dissoziativen Störungen des Sehens oder Tastens. Die Gemeinsamkeit der Erscheinungsformen von FNS liegt in der Art und Weise, wie diese Symptome entstehen, und in der Tatsache, dass die medizinische Abklärung trotz eindrücklicher Symptome keine auffälligen Befunde zeigt.

2.1 Dissoziative Bewegungsstörungen

Die häufigsten Formen von FNS gehen mit einem vollständigen oder teilweisen Verlust der Bewegungsfähigkeit eines oder mehrerer Körperglieder einher. Dies kann eine ungewöhnliche Bewegung oder Positionierung eines Körperteils sein. Die Symptome sehen bestimmten neurologischen Krankheitsbildern auf den ersten Blick täuschend ähnlich (z. B. Ataxie, Apraxie, Akinesie, Aphonie, Dysarthrie, Dyskinesie, Dystonie, Spasmus, Tremor, Myoklonus, Lähmungen oder Epilepsie). Im Folgenden werden einige Beispiele für Bewegungsstörungen genauer beschrieben.

Zittern (Tremor). Beim funktionellen Tremor ist das unkontrollierte Zittern in Arm, Bein, Hand oder Fingern oft sehr variabel, es kommt und geht. Es kann aber auch sehr hartnäckig und beeinträchtigend sein. Es kann vorübergehend verschwinden, wenn die betroffene Person abgelenkt ist. Erste Hinweise, dass es sich eher um einen funktionellen als um einen neurologischen Tremor handelt, sind:

- Der Tremor kann vorübergehend verschwinden oder sich im Rhythmus ändern, wenn mit dem gesunden Arm oder Bein Bewegungen nachgemacht werden (sogenannter „Entrainment-Test“).
- Die betroffene Person hat Schwierigkeiten, rhythmische Bewegungen mit der gesunden Hand (oder dem gesunden Bein) auszuführen.
- Es gibt Zeiten, in denen der Tremor nicht auftritt.

- Es gibt eine variable Frequenz, also eine unterschiedliche Geschwindigkeit des Zitterns.
- Das Zittern kann sich verschlimmern, wenn jemand von außen versucht, den Arm, den Finger oder das Bein ruhig zu halten.

Zuckungen (Myoklonus). Manche Betroffene erleben ruckartige zuckende Bewegungen. Dies kann gehäuft als Reaktion auf laute Geräusche, bestimmte Arten von Licht oder Schmerzausbrüche auftreten. Gutartige („benigne") kleine Zuckungen erleben auch gesunde Menschen von Zeit zu Zeit, insbesondere um das Auge herum, in den Fingern und in den Waden. Wenn solche Zuckungen gelegentlich auftreten, ist das völlig normal. Bei manchen Menschen steigern sie sich, bis sie schließlich die meiste Zeit mehrere Bereiche des Körpers erfassen.

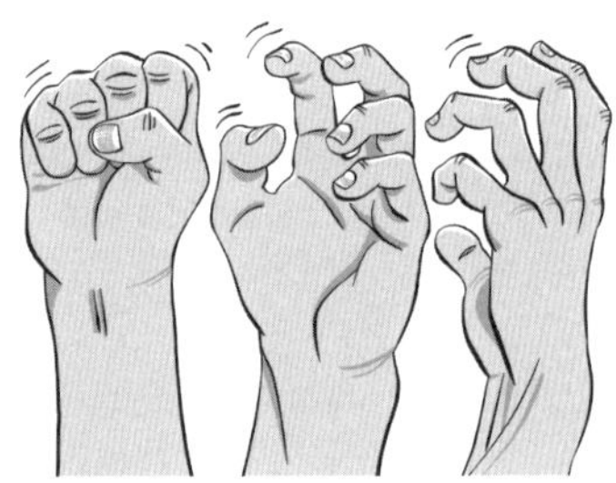
© Klaus Gehrmann

Verkrampfungen (Kontrakturen, Dystonie, Spasmen). Bei Verkrampfungen nehmen die Hände oder Füße eine ungewöhnliche Haltung ein, die willentlich nur schwer zu überwinden ist. Dabei kann es sich um ein vorübergehendes, jedoch immer wiederkehrendes Problem (Spasmus) oder um ein chronisches bzw. dauerhaftes Problem handeln (fixierte funktionelle Dystonie oder Kontraktur). Fixierte Haltungen sind in der Regel mit einer Schwäche der Gliedmaßen und häufig mit Schmerzen verbunden. Betroffene mit funktioneller Dystonie haben zum Beispiel eine geballte Hand oder einen verdrehten Fuß. Dies kann auch bei anderen Erkrankungen auftreten (z. B. bei einem niedrigen Kalziumspiegel im Blut). Darum muss man zunächst prüfen, ob eine andere Erkrankung die Beschwerden verursacht, bevor man die Diagnose einer „funktionellen" Erkrankung stellt. Eine Verkrampfung der Hand („Pfötchenstellung") kann übrigens auch selbst erzeugt werden, indem man sehr schnell und sehr tief atmet, also hyperventiliert.

Funktionelle Gangstörung. Die häufigste funktionelle Gangstörung ist ein „schleifender" Gang bei funktioneller Schwäche eines Beins. Es gibt aber noch weitere funktionelle Gangstörungen:
- *Übermäßige Langsamkeit.* Ein sehr langsamer Gang, bei dem die Füße dazu neigen, auf dem Boden zu „kleben".

- *Gehen „wie auf Eis“.* Ein vorsichtiger, langsamer, breitbeiniger und kleinschrittiger Gang. Die Beine sind steif und die Füße stehen weit auseinander. Der Grund für die Gewöhnung an einen solchen Gang ist oft, dass die Betroffenen gestürzt sind und sich Sorgen über zukünftige Stürze machen.
- *Übermäßiges Gangmuster.* Manche funktionellen Bewegungsstörungen verursachen mitunter recht dramatische, überschießende Bewegungen der Arme, des Rumpfes oder der Beine.
- *Hockender Gang.* Die Person sieht aus, als würde sie sich ducken. Dies ist oft mit der Angst vor Stürzen verbunden.
- *Plötzliches Einknicken der Knie* („Sturzanfälle“, „drop attacks“). Dies geht in der Regel mit einer funktionellen Schwäche in den Beinen einher.
- *Unsicherer oder schwankender Gang.* Ein allgemein unsicherer Gang mit plötzlichen Seitwärts-Schritten. Bei dieser Art des Gehens schwankt die Person von einer Seite zur anderen, vor allem im Oberkörper. Die Beine neigen dazu, die Bewegungen zu korrigieren. Die Person sieht aus, als würde sie stürzen, kann sich dann aber wieder fangen.

Im Gegensatz zu *neurologischen* Bewegungsstörungen (z. B. bei Personen mit einer Parkinson-Erkrankung) wird eine *funktionelle* Bewegungsstörung nicht durch eine Schädigung oder Erkrankung des Nervensystems (der „Hardware“) verursacht, sondern geht auf ein Problem in der Funktionsweise (der „Software“) des Nervensystems zurück. Die Diagnose einer funktionellen Bewegungsstörung wird in der Regel von einem Neurologen gestellt. Für die Diagnosestellung ist Expertenwissen über das gesamte Spektrum an neurologischen Bewegungsstörungen notwendig, da auch viele neurologische Bewegungsstörungen ungewöhnlich oder sogar bizarr aussehen können.

2.2 Funktionelle Lähmung

Kinder und Jugendliche mit funktioneller Lähmung empfinden eine beeinträchtigende und beängstigende Schwäche der Gliedmaßen. Das kann zu Problemen beim Gehen führen, zu einem „Schweregefühl“ auf einer Seite oder auch dazu, dass man Gegenstände fallen lässt. Wenn das betroffene Kind willentlich versucht, seinen Arm oder sein Bein zu bewegen, funktioniert das nicht so, wie es sein sollte.

Auch die Diagnose der funktionellen Lähmung wird in der Regel von einem Neurologen vorgenommen. Betroffene haben normale Befunde in der Bildgebung des Gehirns (z. B. im CT oder MRT) und auch Veränderungen der Reflexe oder andere Anzeichen für eine strukturelle neurologische Erkrankung (z. B. Schlaganfall, Multiple Sklerose) fehlen. Die Wahrscheinlichkeit für eine funktionelle Lähmung kann in bestimmten Situationen erhöht sein, zum Beispiel nach einer Verletzung mit Schmerz, nach einer Krankheit mit ausgeprägter Müdigkeit, Erschöpfung und Bettruhe, nach dem Aufwachen aus der Narkose nach einer Operation oder auch nach Panikattacken. Oft ist aber kein klarer Auslöser zu identifizieren. Die folgenden beiden Hinweise lenken den Verdacht auf eine funktionelle Lähmung:

- *„Kollabierende" Schwäche.* Die Kraft in Armen und Beinen neigt dazu, während der Untersuchung „in sich zusammenzufallen" (zu „kollabieren"). Kinder und Jugendliche mit funktioneller Lähmung können den Eindruck haben, dass der Arm oder das Bein umso schwächer wird, je mehr sie versuchen, diese zu bewegen.
- *„Hoover'sches Zeichen".* Dies ist ein Test, der von Neurologen durchgeführt wird. Dabei wird der liegende Patient aufgefordert, das betroffene Bein anzuheben. Der Untersucher legt bei diesem Versuch seine Hand unter die Ferse des anderen (nicht betroffenen) Beins. Verspürt er hier einen Druck, ist das ein Hinweis darauf, dass es sich um eine funktionelle Lähmung bzw. Schwäche handelt.

2.3 Dissoziative Anfälle

Dissoziative Anfälle können epileptischen Anfällen sehr stark ähneln. Zungenbisse, Verletzungen beim Sturz oder Einnässen sind bei dissoziativen Anfällen jedoch selten. Es kommt zu keinem kompletten Bewusstseinsverlust, stattdessen befindet sich die betroffene Person in einem tranceähnlichen Zustand. Es gibt zwei Haupttypen von dissoziativen Anfällen:

- *Dissoziative Anfälle mit Bewegungen.* Typischerweise zeigt die betroffene Person wilde Bewegungen, die wie ein epileptischer Anfall aussehen.
- *Dissoziative Anfälle ohne Bewegungen.* Bei diesen Anfällen stürzen die Betroffenen zu Boden und liegen regungslos da. Sie zeigen oft für viele Minuten keine Reaktion mehr.

Erste Hinweise für dissoziative Anfälle (im Unterschied zu epileptischen) können sein:

- Die Attacken dauern lange an. Es gibt eine verlängerte Periode, in der die betroffene Person nicht reagiert.
- Die Art der unnormalen Bewegungen des Kopfes und der Gliedmaßen unterscheidet sich von derjenigen bei epileptischen Anfällen.
- Das Aussehen der Augen und des Mundes unterscheidet sich von dem bei epileptischen Anfällen.
- Die Aufnahmen des Gehirns (CT oder MRT) und die Messung der Hirnströme (EEG) während eines Anfalls weisen bei dissoziativen Anfällen keine Auffälligkeiten auf.

Exkurs: Diagnostische Abklärung dissoziativer Anfälle

Um dissoziative Anfälle von epileptischen (zerebralen) Anfällen abgrenzen zu können, hat sich in der Medizin eine Methode herauskristallisiert, die eine besonders treffsichere Diagnose ermöglicht (sogenannter „Goldstandard"). Im Rahmen eines stationären Aufenthaltes wird rund um die Uhr eine Videoaufnahme des Kindes erstellt und gleichzeitig werden die Hirnströme mithilfe eines tragbaren EEG-Gerätes gemessen. Epileptische Anfälle zeigen sich in einem auffälligen Hirnstrombild (EEG). Wenn das Kind nun während des stationären Aufenthaltes einen oder mehrere Anfälle zeigt (sichtbar anhand der Videoaufnahme), wird zeitgleich das aufgenommene EEG-Bild ausgewertet. Wenn das Kind während des Anfallsgeschehens ein weiterhin normales EEG aufweist, so kann mit an Sicherheit grenzender Wahrscheinlichkeit eine Epilepsie als Anfallsursache ausgeschlossen werden. Wenn immer möglich, sollte daher diese Untersuchungsmethode genutzt werden, um dissoziative Anfälle von epileptischen Anfällen abgrenzen zu können. Voraussetzung ist natürlich, dass während des stationären Aufenthaltes überhaupt ein Anfall auftritt, nur dann besteht die Chance, einen klaren Befund erheben zu können.

Sollte keine kombinierte Video-EEG-Messung durchführbar sein, können hilfsweise weitere Beobachtungen, Befragungen und Zusatzuntersuchungen herangezogen werden, um die Diagnose weiter einzugrenzen. So kann die Beobachtung und ärztlich qualifizierte Interpretation von bestimmten klinischen Anfallsmerkmalen (Fachsprache: Semiologie) schon vor der Durchführung einer Video-EEG-Messung den Verdacht auf dissoziative Anfälle richten. Auch liegen Ärzten bestimmte Merkmalslisten vor, die Hinweise darauf geben, welche Anfallsmerkmale eher für einen dissoziativen oder eher für einen epileptischen Anfall sprechen.

Falsche Interpretation eines dissoziativen Anfalls als epileptischer Anfall

Eine nicht zu unterschätzende Anzahl von Personen mit dissoziativen Anfällen wird fälschlich als Epileptiker diagnostiziert und dann fehlerhaft mit Medikamenten gegen Epilepsie behandelt (sogenannte Antikonvulsiva oder Antiepileptika). Die tatsächlich zugrunde liegende FNS wird so verdeckt. Auch wird so leider die Einleitung einer auf dissoziative Anfälle gerichteten Therapie verhindert.

Zu einer solchen Fehldiagnose einer sogenannten zerebralen Epilepsie kommt es häufig schon im Rahmen der Erstvorstellung des Betroffenen beim Arzt oder in der Notaufnahme. Die Schilderung von vermeintlichen Bewusstseinsstörungen und auffälligen Bewegungsmustern durch Angehörige führen bei der Notaufnahme oft zum sofortigen Verdacht auf das Vorliegen einer Epilepsie. Diese Verdachtsdiagnose wird dann in einigen Fällen trotz eines unauffälligen EEGs beibehalten. Auf Basis der Schilderung der Anfälle wird „sicherheitshalber" eine medikamentöse Behandlung mit Antikonvulsiva eingeleitet. Wenn nun aber trotz antiepileptischer Medikation weiterhin Anfälle auftreten, führt dies in einigen Fällen nicht zwangsläufig dazu, dass nun die Diagnose infrage gestellt wird. Vielmehr wird unter der Annahme eines unzureichenden Ansprechens auf die gewählte Medikation häufig die Dosis erhöht oder das Medikament gewechselt. Und im weiteren Verlauf kann es sogar passieren, dass ein unauffälliges EEG nun fälschlicherweise als Beleg für ein Ansprechen auf die Antiepileptika interpretiert wird und nicht als Hinweis auf das Vorliegen einer Fehldiagnose. So kann es im Einzelfall sehr lange dauern, bis ein ungenügendes Ansprechen auf die antikonvulsive Therapie in Verbindung mit einem unauffälligen EEG zum Anlass genommen wird, die bisherige Diagnose infrage zu stellen und stattdessen die Diagnose dissoziativer Anfälle im Rahmen einer FNS in Betracht zu ziehen.

2.4 Dissoziative Sensibilitäts- und Empfindungsstörungen

Eine weitere Form, wie sich FNS äußern können, sind Empfindungs- und Sinnesstörungen. So können sich bestimmte Hautareale taub anfühlen oder es kommt zu einem teilweisen oder vollständigen Ausfall des Sehens, Hörens oder des Riechvermögens. Dass eine Person überhaupt nicht mehr sehen oder hören kann, kommt jedoch nur sehr selten vor. Häufig vorkommende Sinnesstörungen sind extreme Lichtempfindlichkeit (Photophobie), das Verschwommen- oder Doppeltsehen, ein vermindertes Sehvermögen oder das Flimmern beim Sehen. Letzteres kann aber auch aufgrund einer Augenerkrankung oder einer Hirnläsion auftreten. Meist ist es aber ein ganz normales Phänomen; wenn man plötzlich auf einen hellen Hintergrund blickt, kann manchmal der Eindruck entstehen, dass sich alles bewegt.

3 Welche weiteren Probleme treten auf?

3.1 Begleitende Symptome

FNS kann von weiteren Gesundheitsproblemen begleitet werden. Typischerweise sind auch die Begleitsymptome meistens funktioneller Natur. Mit anderen Worten: Auch diese Symptome lassen sich nicht durch Laboruntersuchungen, bildgebende Verfahren oder sonstige medizinische Untersuchungen belegen. Beschwerden, die häufig als Begleitsymptome auftreten, sind:

- Migräne,
- Erschöpfungszustände (Fatigue),
- Schlafstörungen,
- Kopfschmerzen und weitere unklar bleibende Schmerzstörungen,
- gedrückte Stimmung bis hin zur Depression und
- Angststörungen.

3.2 Abwesenheit und Dissoziation des Bewusstseins

Kinder und Jugendliche können als Teil ihrer normalen Entwicklung vielgestaltige Abwesenheitszustände zeigen. Bei Tagträumen und abschweifender Fantasietätigkeit („neben sich stehen“, „nicht bei der Sache sein“) geht das Bewusstsein auf Reise, entkoppelt vom gegenwärtigen Tun (z. B. beim Erledigen der Hausaufgaben). Das kennt jeder von sich selbst und vom eigenen Kind. Auch solche Abwesenheitszustände können im weiteren Sinne als gesunde Varianten der Dissoziation verstanden werden. Solche Alltagsphänomene sind gerade bei Kindern vollkommen normal. Kinder suchen solche Zustände aktiv im Spiel auf, weil sie sie lustvoll genießen (z. B. bei Bewegungsspielen wie Karussell fahren). Kinder und Jugendliche nutzen ein (dissoziatives) Abschweifen ihrer Aufmerksamkeit, um unangenehme Tätigkeiten, Gefühle, Schmerzreize, die Stimme des Lehrers bei langweiligen Unterrichtsthemen und lästige erzieherische Ermahnungen der Eltern zu vermeiden („Kannst du nicht hören?!“) und ihr Bewusstsein zu angenehmeren Inhalten zu lenken und die Situation damit erträglicher zu machen.

Auch tranceartige Zustände, exzessives „Aufgesogensein“ im Spiel, Vor-sich-hin-Starren oder imaginäre Spielgefährten fallen in das Spektrum der normalen Entwicklung während der Kindheit und Jugend. Im Einzelfall können fließende Übergänge zu leichten Ausprägungen von Aufmerksamkeitsstörungen vorliegen.

Kinder und Jugendliche mit FNS zeigen bei extremen Erfahrungen häufiger sogenannte dissoziative Bewältigungsreaktionen. Bei extrem belastenden oder plötzlichen traumatischen Erfahrungen (z. B. Verkehrsunfall, körperliche Misshandlung, sexualisierte Gewalt) kann eine dissoziative Abspaltung des Bewusstseins (d. h. ein „Wegdriften“ oder ein Zustand, als würde man außerhalb von sich stehen) eine sehr hilfreiche Schutzreaktion sein. Diese notfallmäßige Entkoppelung schützt vor Überflutung durch schwer zu verarbeitende, traumatische Erfahrungen. Auch wenn belastende Nachrichten (z. B. vom Tod eines Angehörigen) überbracht oder schwerwiegende Diagnosen mitgeteilt werden, können Kinder wie Erwachsene in dissoziative Zustände „driften“. Das ist an sich noch nicht problematisch. Problematisch wird es dann, wenn Betroffene diese Bewältigungsreaktionen nicht nur in extremen Ausnahmesituationen, sondern immer häufiger (und irgendwann vielleicht sogar regelmäßig) auch in Situationen mit geringer Belastung zeigen. In der Fachsprache sprechen wir dann von „dissoziativen Störungen des Bewusstseinstypus“, im Unterschied zu den „dissoziativen Störungen des Körpertypus“ bei FNS.

3.3 FNS – ein Störungsbild mit vielen Rätseln und mögliche Folgen

Die beschriebenen Symptome der FNS wirken rätselhaft – sowohl auf das betroffene Kind als auch auf seine Eltern. Dass die Untersuchungen der Ärzte ohne greifbaren Befund bleiben, ist für viele Betroffene und Angehörige schwer verständlich. Insbesondere Eltern fragen sich dann: Aber irgendwoher müssen die Symptome doch kommen, irgendeine Ursache muss es doch geben? Haben die Ärzte nicht vielleicht doch etwas übersehen? Unauffällige Befunde bedeuten schließlich nicht, dass keine echte Krankheit zugrunde liegt. Vielleicht hat man nur noch nicht gründlich genug untersucht? Oder einfach die falschen Untersuchungsmethoden angesetzt, in die falsche Richtung gedacht. Sollten wir als Eltern von den Ärzten nicht noch weitere Untersuchungen einfordern, bis endlich ein wegweisender Befund herauskommt? Oder machen wir unser Kind nur noch zusätzlich verrückt, wenn wir es von

Arzt zu Arzt schleppen? Und wenn die Diagnose FNS gestellt wird: Sollten wir diese akzeptieren und zur Grundlage für den weiteren Behandlungsweg nehmen, allen Ungewissheiten zum Trotz?

Vielleicht durchforsten Eltern auch auf der Suche nach möglichen Erklärungen das Internet und stoßen auf immer neue und manchmal auch skurrile Ideen, wie sich die Beschwerden erklären lassen. Wenn sie jedoch den Fachleuten von den Ideen erzählen, winken diese meist schnell ab (z. B. „Das kann nicht die Ursache sein, weil …“, „Das passt für Ihr Kind nicht, weil …“).

Manche Eltern ertappen sich auch bei dem Gedanken, dass ihr Kind vielleicht ja nur simuliert und sie an der Nase herumführt. Vielleicht sucht das Kind ja nur nach Aufmerksamkeit? Die Eltern stellen vielleicht fest, dass die Beschwerden in unbeobachteten Momenten, zum Beispiel beim Schlafen, manchmal viel harmloser wirken und überlegen dann, ob dies ein Beleg sein könnte, dass ihr Kind ihnen tagsüber etwas vormacht. Das Kind geht evtl. nicht mehr zur Schule, versäumt Schulstoff und ist vielleicht schon versetzungsgefährdet. Zu Hause steht es aber im Mittelpunkt und bekommt die volle Aufmerksamkeit. Die Eltern sind sich vielleicht uneins über den richtigen Umgang mit dem Kind und streiten deshalb miteinander. Sie schwanken zwischen Verständnis, Nachsicht, Verwöhnen und Ärger, überzogener Strenge sowie schlechter Laune.

Wenn das Kind noch zur Schule geht, ist es aufgrund der Symptome vielleicht das Gesprächsthema auf dem Schulhof. Die Mitschüler schwanken zwischen Belustigung, Faszination, Kopfschütteln und ernstem Mitgefühl. Manchmal können Eltern so auch den Eindruck gewinnen, das Kind könnte dies alles auch genießen. Gleichzeitig beobachten sie dann aber auch wieder Situationen, in denen ihrem Kind alles sichtlich unangenehm ist. Das Kind versucht, sich mehr und mehr zurückzuziehen, weil ihm seine Symptome peinlich sind.

Wenn die Diagnose FNS feststeht, fehlt vielen Eltern eine klare Vorstellung über den richtigen Umgang mit den Ärzten und über den richtigen Fahrplan für die Therapie. Sie fragen sich auch, was sie der Verwandtschaft, den Nachbarn, Kollegen und den Lehrkräften erzählen sollen. Hätte ihr Kind eine „normale“ Erkrankung, irgendeinen auffälligen Laborwert, dann könnten sie dies gegenüber anderen Personen klar kommunizieren. Die Diagnose FNS wirft dagegen zahlreiche Fragen auf und auch Befürchtungen, was andere Menschen über ihr Kind und die Familie denken könnten.

Bei vielen Eltern ruft die Diagnose einer FNS oder Konversionsstörung große Verunsicherung hervor. Sie fragen sich, ob sie als Eltern Schuld an der ganzen Misere haben könnten. Sie machen sich Gedanken darüber, was die Ärzte oder andere Personen nun über sie denken. Und sie erhoffen sich klare Hinweise dazu, was sie konkret machen könnten. Sie tun sich schwer mit der Erkenntnis, dass keine auffälligen medizinischen Befunde zu finden sind und dass die Psyche eine große Rolle bei FNS spielt. Mit der Empfehlung, einen Psychotherapeuten aufzusuchen, um in der Psychotherapie Strategien zu erlernen, die Symptome Schritt für Schritt in den Griff zu bekommen, können viele Betroffene und Angehörige zunächst nichts anfangen. Das Störungsbild und der Umgang mit der Störung bleiben rätselhaft.

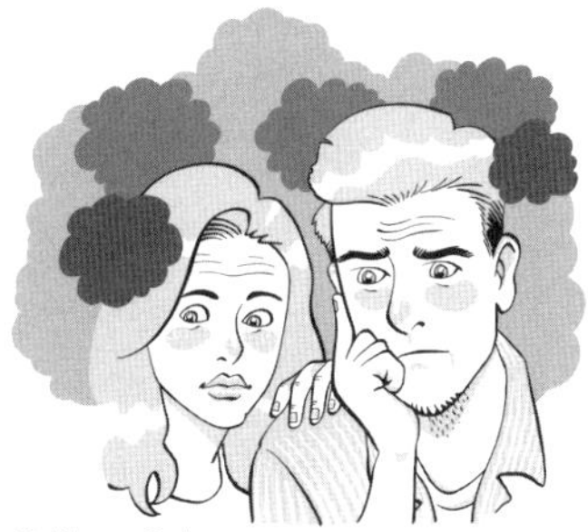
© Klaus Gehrmann

So oder so ähnlich geht es vielen Eltern! Sie machen sich Sorgen und haben vielleicht auch Zweifel. Das ist verständlich und ganz normal. Der folgende Kasten fasst nochmals zusammen, was Eltern von betroffenen Kindern und Jugendlichen beschäftigt und manchmal auch ins Grübeln bringt.

Typische Sorgen und Zweifel der Eltern

- Sie fühlen mit ihrem Kind, möchten ihm wirksam helfen und fühlen sich dennoch in vielerlei Hinsicht ratlos, wie sie dies am besten tun können.
- Sie sorgen sich um die Gesundheit und das seelische Wohlbefinden ihres Kindes, um vielerlei Folgeprobleme wie Schulbesuch und Schulleistung, Wahrnehmung der Symptome in der Öffentlichkeit, Auswirkungen auf die Freundschaftsbeziehungen des Kindes, Fragen der „richtigen" Erziehung.
- Sie grübeln über Erklärungen für die Symptome inklusive möglicher eigener Fehler, entwickeln vielleicht Gefühle von Schuld. Sie rätseln und fragen sich, ob und was sie selbst falsch gemacht oder unterlassen haben könnten. Sie schämen sich vielleicht für eine so „seltsame" Störung ihres Kindes, fürchten, dass man über die Familie redet. Manchmal wünschen sie sich, dass ihr Kind doch lieber eine „ganz normale" körperliche Krankheit hätte, die man einfach erklären kann, die jeder versteht, für die man Verständnis und Mitgefühl erhält und für die man von den Ärzten einen medizinischen Fahrplan bekommt, den man nur noch „brav" befolgen muss, und dann ist das Kind irgendwann wieder gesund und normal.

- Sie müssen die Puzzleteile von unterschiedlichen Aussagen von verschiedenen Ärzten zu einem gesamten Bild zusammensetzen. Zwischendurch taucht das Gefühl auf, dass keiner der Ärzte die alles erklärende Antwort hat. Die Befürchtung kommt auf, dass eine schwere Grunderkrankung nicht erkannt wurde.
- Sie müssen trotz der verbleibenden Unsicherheiten Entscheidungen für oder gegen bestimmte Behandlungen treffen und diese koordinieren. Sie fühlen sich mit dieser Last überfordert und haben Angst vor falschen Weichenstellungen.
- Sie machen vielleicht Erfahrungen mit Medikamenten, die nicht helfen oder unangenehme Nebenwirkungen haben.
- Sie spüren als ständigen Begleiter die Angst, dass ihr Kind sich zum Beispiel während eines Anfalls oder bei einem Sturz verletzen oder die Kontrolle verlieren könnte, und die Angst, dass ihr Kind sich in der Öffentlichkeit blamieren könnte, weil es sich nicht verständlich machen kann.
- Sie vermitteln wie ein Dolmetscher zwischen dem Kind auf der einen Seite und Schule, Nachbarn, Angehörigen auf der anderen Seite.
- Sie leben wie ihr Kind mit der Angst, dass einem nicht geglaubt wird.
- Sie bekommen ungefragt viele gut gemeinte, aber dennoch nicht unbedingt hilfreiche Ratschläge. Manche davon stammen aus seriösen und vertrauenswürdigen Quellen, andere vielleicht nicht. Sie fühlen sich unter Druck zu rechtfertigen, warum sie diese guten Ratschläge nicht umsetzen und nicht einmal ausprobieren möchten. Sie möchten nicht für undankbar gehalten werden. Sie wissen gleichzeitig, dass sie ihr Kind nur verwirren, wenn sie es mit immer neuen Vorschlägen behelligen.
- Elternteile müssen Meinungsverschiedenheiten über Ursachen, Behandlung und Umgang mit den Symptomen im Alltag austragen, sich abstimmen und Kompromisse suchen. Man muss vielleicht miteinander aushandeln, wer das Kind im Alltag begleitet und wer in seiner Nähe bleibt, wenn es Unterstützung braucht.
- Sie müssen dabei selbst weitreichende Einschränkungen bei der Berufstätigkeit oder bei Hobbys und der Pflege von Kontakten in Kauf nehmen.
- Sie müssen dabei auf Fairness innerhalb der Partnerschaft achten. Werden die Einschränkungen und Belastungen innerhalb der Elternschaft fair aufgeteilt? Wenn nicht, entwickelt sich Enttäuschung, Groll, Verärgerung und Kränkung innerhalb der Partnerschaft? Entwickelt ein Elternteil das Gefühl, die Hauptlast zu tragen und vom Partner nicht genug unterstützt zu werden? Oder ist es genau umgekehrt und es baut sich das Gefühl auf, dass beide Partner sich zu einem super Team entwickeln?

4 Warum entsteht eine FNS?

4.1 Angeborene Schutzreaktionen

Eine Veranlagung für FNS kann in angeborenen Schutzprogrammen liegen. Solche Schutzprogramme sind biologisch verankert und im Laufe der Evolution entstanden. Sie haben sich von den Insekten über die Reptilien und die Säugetiere bis hin zum heutigen Menschen weiterentwickelt. Sie haben sich evolutionär bewährt und wurden daher beibehalten. Bis auf den heutigen Tag tragen wir als Menschen immer noch viele Instinkte und Reflexe aus dieser weit zurückreichenden Stammesgeschichte in uns. Sie steuern weiterhin wirkungsvoll und hoch effektiv viele körperliche Grundfunktionen wie Verdauung, Herzschlag, Atmung, Schlaf sowie die Anspannung und Entspannung unserer Muskulatur. Solche angeborenen Programme passen sich ständig an die wechselnden Anforderungen der Umwelt und unsere aktuellen Bedürfnisse an. Wenn wir rennen, beschleunigt sich der Puls und die Atmung. Wenn wir Nahrung brauchen, bekommen wir Hunger oder Durst, damit wir den Körper mit dem Lebensnotwendigen versorgen.

Von diesen Programmen sind manche darauf spezialisiert, uns vor Gefahr zu schützen. Die meiste Zeit ruhen sie, bei plötzlicher Bedrohung aktivieren sie blitzschnell den Organismus, um sofort alle Energie zur Gefahrenabwehr bereitzustellen. Ist die Gefahr vorbei, entspannen sie in der Regel wieder. Bleibt ein unterschwelliges Bedrohungsgefühl weiter bestehen, können sie aber auch „in einen Bereitschaftsmodus" mit dauerhaft erhöhter Grundanspannung überwechseln. Dies geschieht vor allem dann, wenn aus vorherigen Gefahrensituationen abgeleitet wird, dass jederzeit wieder eine erneute Gefahr drohen könnte. Der Muskeltonus bleibt dann dauerhaft erhöht. Mental wird die Umgebung wie mit einem Radarschirm akribisch auf mögliche Gefahren geprüft. Je früher diese registriert werden, desto schneller ist man zur Verteidigung bereit. Das angeborene Programm trägt Vorsorge, nicht „kalt erwischt" zu werden. Je mehr einschneidende Gefahren ein Organismus und damit auch ein Kind bzw. ein Jugendlicher mit FNS erlebt und im Gehirn abgespeichert hat, desto empfindlicher ist sein Radar für mögliche neue Bedrohungen in Gegenwart und Zukunft. Wir können uns drei Stufen vorstellen, über die das Alarmsystem bei FNS schrittweise immer leichter ausgelöst wird:

Stufe 1: Auslösung von Alarmreaktionen aus der Stammesgeschichte. Die grundlegenden Nervenverdrahtungen zwischen den verschiedenen Hirnregionen, dem vegetativen Nervensystem im Rückenmark, den Sinnesorganen, der Muskulatur, dem Herz- und Kreislaufsystem usw. sind angeboren. Man kann dies mit Bewegungsmeldern vergleichen, die man zum Schutz vor Einbrechern im Garten anbringt. Kinder und Jugendliche unterscheiden sich darin, wie schnell und sensibel ihr angeborenes Alarmsystem anspringt. Bei Kindern und Jugendlichen mit FNS sind solche Programme empfindsamer und springen schneller an. Ihre Schwellen zur Auslösung sind herabgesetzt. Für die Behandlung ist es wichtig zu berücksichtigen, dass das Kind bzw. der Jugendliche eine solche Veranlagung zu einer FNS mitbringt.

Stufe 2: Auslösung von Alarmreaktionen aus der persönlichen Lebensgeschichte. Wenn es schon eine angeborene Bereitschaft für eine Alarmreaktion gibt, kann sich die Schwelle zu deren Auslösung noch weiter herabsenken, wenn das Kind bzw. der Jugendliche in seiner Lebensgeschichte Gefahr, Trauma und Bedrohung erlebt hat. So können schlechte Erfahrungen mit anderen Menschen, Kränkungen und Verletzungen und schwer auflösbare Konflikte das Alarmsystem noch weiter sensibilisieren. Dann können schon Kränkungen und Konflikte, die für Außenstehende völlig harmlos aussehen, das Alarmsystem „unter Strom setzen“. Angeborene Schutzprogramme und persönliche Lebensgeschichte wirken also zusammen und können sich wechselseitig aufschaukeln. Die Schwelle zur Auslösung sinkt.

Stufe 3: Weiteres Einschleifen der Alarmreaktion bis hin zur spontanen Auslösung. Je häufiger die Alarmreaktion abläuft, desto fester wird sie in den Nervenbahnen des Gehirns verdrahtet. Man kann dies mit einem „Ohrwurm“ vergleichen. Je öfter wir ein bestimmtes Lied hören und singen, desto leichter wird es erneut ausgelöst und desto automatischer läuft das gesamte Programm wie von allein ab. Dies kann im Laufe der Zeit dazu führen, dass schon bei sehr geringen Anlässen das Programm losgeht. Dabei sind die Anlässe nicht immer klar zu erkennen:

- In manchen Situationen liegen die Anlässe klar auf der Hand. Dann gilt es, für die erkennbar werdenden Belastungen und Konflikte Antworten und Lösungen zu finden und zu besprechen. Das ist manchmal leichter gesagt als getan. Aber dies wäre die korrekte Richtung, um weiterzukommen und die Symptome überflüssig zu machen.

- In anderen Situationen muss man feinsinnig nachspüren, um herauszubekommen, was los gewesen ist. Aus therapeutischer Sicht ergibt sich daraus die Aufforderung, solche psychischen Auslöser aus schwierigen Erfahrungen in der Vergangenheit, belastenden Sorgen und Konflikten in der Gegenwart und Befürchtungen mit Blick auf die Zukunft zu identifizieren und einzukreisen. Und dann gilt es ebenfalls, dafür Antworten zu finden.
- Und in noch anderen Situationen sind die Anlässe beim besten Willen nicht auszumachen. Man gewinnt dann den Eindruck, die Symptome können ganz spontan einsetzen, was manchmal auch der Fall sein kann. Therapeutisch leitet sich daraus der Ansatz ab, den Automatismus solcher spontanen Reaktionen möglichst wieder umzuprogrammieren. Dazu helfen innere Akzeptanz, mentale Übungen und hilfreiche Gedanken, Krankengymnastik, Vorstellungsübungen, Ablenkungsstrategien und Weiteres mehr (weitere Hinweise finden sich in Kapitel 5).

Kampf, Flucht, Erstarren

Die Standardprogramme bei Gefahr im Tierreich sind Angriff oder Flucht. Wenn ein Beutetier plötzlich einem Raubtier gegenübersteht, hat es die Option zu kämpfen oder wegzulaufen. Vielleicht können Angriff oder Flucht aber nicht wirksam schützen, weil das Raubtier stärker und schneller ist. In einer solchen, fast aussichtslosen Situationen bleibt dem Beutetier als Ausweg immer noch der Totstellreflex (auch Schreckstarre oder Angststarre genannt). Ein Beutetier kann einem Raubtier auf diese Weise noch entkommen und überleben, weil das Raubtier es nicht sieht oder für tot hält. Das Raubtier zieht weiter, die Gefahr ist gebannt. Manche Tierarten haben diese Reaktion im Laufe der Evolution besonders gut entwickelt. Dazu zählen manche Insekten, Spinnen und Reptilien. Manche Tiere reißen ihre Augen weit auf, strecken die Gliedmaßen von sich und zeigen eine heraushängende Zunge. Manche Froscharten und Vögel drehen sich bei der Angststarre auf den Rücken. Im Internet finden sich dazu viele eindrucksvolle Filme, die diese Schreckstarre sehr anschaulich zeigen. Besonders eindrucksvoll sind die Filme zum Opossum. Diese können die Merkmale des Totseins besonders „überzeugend" imitieren. Sie sind in der Lage, als Teil des Totstellreflexes sogar ihre Körpertemperatur, ihren Puls und ihre Atmung abzusenken. Dies zeigt – mit Blick auf Kinder und Jugendliche mit FNS – dass hier sekundenschnell ein hochkomplexes Programm unter Beteiligung vieler Nerven- und Organsysteme in Gang gesetzt wird. Kein Opossum und auch kein Kind oder Jugendlicher mit FNS könnte *willentlich* seine Körpertemperatur herunterregeln und seinen Puls herabsenken. Das Programm läuft bei plötzlich erlebter Bedrohung wie auf „Autopilot" ab und nicht als bewusst geplante Handlung. Weder das Opossum noch das Kind bzw. der Jugendliche mit FNS machen das also absichtlich.

Weil Totstellreflex und Schreckstarre sich so bewährt haben, hat die Evolution diese Schutzprogramme bis heute als „letzte Chance" beibehalten. Vielleicht kennen Sie diesen Zustand mindestens in einer leichten Ausprägung aus eigener Erfahrung, wenn Ihnen ein Schreck in die Glieder fährt und Sie sich wie eingefroren fühlen.

Rückzug auf die alten Schutzprogramme, wenn nichts anderes mehr funktioniert. Dennoch ist die Entwicklung bis zum Menschen selbstverständlich weitergegangen. Wir werden nicht mehr von Raubtieren und Säbelzahntigern angegriffen. Unsere Bedrohungen sind anderer Art, zum Beispiel zwischenmenschliche Konflikte, Kränkungen und sonstige Belastungen, bei denen wir uns überfordert fühlen. Wir haben über die Evolution neuere und in der Regel auch effektivere Programme im Umgang mit drohender Gefahr entwickelt. Im Unterschied zu Tieren können wir bei Stress nachdenken, miteinander sprechen, Lösungen suchen und auswählen und dann überlegt danach handeln. Manchmal funktioniert dies aber nicht, weil wir unser Problem nicht richtig verstehen, nicht die passenden Worte dafür finden, niemanden verletzen wollen, uns für unsere Sorgen schämen oder uns einfach nicht trauen, Probleme direkt anzusprechen. Wenn uns also eine echte Lösungsstrategie fehlt und wir keine schlüssige Idee zur Konfliktlösung haben, kann unser Organismus als letzten Ausweg immer noch auf solche alten, körperlichen Überlebensstrategien zurückgreifen.

Totstellreflex bei Ausweglosigkeit. Beim Menschen werden Schreckstarre und Angststarre typischerweise bei Flugzeug- oder Autounfallopfern, bei Angriffen durch wilde Tiere oder bei sexueller Nötigung beschrieben (Vergewaltigungslähmung). Während der beiden Weltkriege haben Soldaten Erstarrung und Lähmung als Reaktion auf Ausweglosigkeit und Todesangst während militärischer Kampfhandlungen gezeigt, die dem Totstellreflex im Tierreich stark ähneln. Andere Soldaten haben unaufhörlich am ganzen Körper gezittert, ohne im engeren Sinne neurologisch krank zu sein („Kriegszitterer"). Solche Reaktionsmuster haben bei manchen Kriegsveteranen über den Militäreinsatz hinaus angedauert.

Menschen mit Schreck- und Angststarre beschreiben ein Gefühl, die Situation nur noch passiv und abwartend vorüberziehen lassen zu wollen, verknüpft mit einer verbleibenden Hoffnung, am Ende alles noch lebend zu überstehen. Tiere sind im Allgemeinen in der Lage, ihre Schockstarre wieder aufzulösen, wenn die Gefahr wieder vorbei ist. Einzelne Menschen können dagegen in einem solchen Zustand verharren und „eingefroren bleiben", auch wenn die Gefahr längst vorbei ist. Oder sie verfallen schon bei eher geringfügigen Anlässen erneut in die nächste Schockstarre. Ihre Schwelle für eine Auslösung der Schockstarre ist also gesunken.

FNS als Schutzreaktion

Manche FNS-Symptome wie Bewegungsstörungen, Lähmungen, Tremor (Zittern) oder auch dissoziative Anfälle können eine Ähnlichkeit zu solchen Schutzprogrammen aufweisen. Die Beschäftigung mit dem biologischen Ursprung der Schutzprogramme kann uns helfen, FNS besser zu verstehen:

- Wir können uns deutlich vor Augen führen, wie heftig und „krass" der Körper mit seinen Bewegungs- und Sinnesorganen unter der Einwirkung von Stress, Trauma und Bedrohung reagieren kann. Der Organismus ist im Tierreich wie beim Menschen in der Lage, sehr eindrückliche körperliche Reaktionen zu produzieren, die wie Symptome einer Krankheit aussehen können, aber dennoch mit Krankheit nichts zu tun haben.
- Ähnlich zu einer Schreckstarre im Tierreich können auch die Symptome einer FNS als körperliche Reaktionen im Rahmen eines archaischen Schutzprogramms verstanden werden, das sich dann leider zunehmend verselbstständigt.
- Das Schutzprogramm „meint es eigentlich gut" mit Ihrem Kind. Es will Ihr Kind – wie beim Totstellreflex im Tierreich – erst einmal vor Gefahr bewahren. Die Interpretation der Symptome als Schutzprogramm und nicht als Krankheit lenkt unseren Blick in eine andere Richtung. Wir sind aufgefordert, uns auf die Suche zu machen, welche Sorgen aus der Vergangenheit, der Gegenwart und der Zukunft das Programm bei Ihrem Kind „am Laufen halten". Dies ist eine ganz andere Perspektive. Fast möchte man sagen,

dass die Symptome der FNS dann kein Gegner, sondern vielmehr ein Hinweisgeber sind, genauer hinzusehen. Angesichts des realen Leidens an den Symptomen soll dieser Satz nicht als ignorant und erst recht nicht als zynisch verstanden werden. Vielmehr geht es darum, die Symptome bei allen Beschwernissen immer auch zu nutzen, um ihren Sinn und ihre Funktion immer tiefer zu verstehen.

Sie kennen wahrscheinlich das Sprichwort, dass man bei einer plötzlichen Gefahr vor Schreck starr wird wie „das Kaninchen vor der Schlange“. Dieser Reflex kann prinzipiell in allen Menschen ausgelöst werden. Bei manchen Menschen wird dieses Schutzprogramm jedoch sehr viel leichter ausgelöst als bei anderen Menschen. Bei manchen Menschen kann es fast zur Gewohnheit werden, insbesondere wenn eine bestimmte Bedrohung nicht von selbst vorüberzieht. Ihr Kind gehört augenscheinlich zu den Personen, bei denen ein solches oder ein ähnliches bzw. verwandtes Programm sehr leicht und immer wieder anspringt. Ihr Kind hat also eine besonders ausgeprägte Neigung, auf ein solches Notfallprogramm zurückzugreifen.

Sehr vereinfacht gesprochen sind also viele Reaktionen im Umfeld solcher Schutzprogramme biologisch verankert und im Laufe der Evolution entstanden. Der biologische Anteil kann aber natürlich nicht allein erklären, warum eine FNS entsteht. Es gibt auch psychische Faktoren (vgl. hierzu Kapitel 4.2), die eine Rolle spielen. Oder anders ausgedrückt:
- Wo im Leben des Kindes ist die Schlange?
- Welche Bedürfnisse hat das Kaninchen? Wo ist es besonders empfindsam? Wo fühlt es sich bedroht, was macht es ängstlich oder besorgt?
- Was macht es schwierig, eine Bedrohung, einen Konflikt, eine Belastung so zu verstehen und zu lösen, wie wir es als Menschen prinzipiell können, also indem wir nachdenken, miteinander sprechen, uns gegenseitig zuhören und gemeinsam nach Lösungen suchen?

Die Schutzreaktion löst letztendlich kein Problem. Es gilt zu verstehen, welche Bedrohung oder Belastung der Organismus Ihres Kindes unterschwellig erlebt. Es gilt, die Schlange zu finden. Und dann besteht die Herausforderung darin, eine Antwort und Lösung zu finden, die besser funktioniert als die bisher gezeigte Schutzreaktion. Wenn Betroffene und Angehörige die Bedrohung verstanden und eine Lösung gefunden haben, dann kann die Schutzreaktion, die Konversionsreaktion, wieder überflüssig werden und sich zurückbilden.

4.2 Psychische Faktoren

Psychische Merkmale, die häufiger mit FNS einhergehen

Neben einer biologischen, evolutionären Veranlagung (vgl. hierzu Kapitel 4.1) treten als Auslöser für die Entstehung und Aufrechterhaltung einer FNS psychische Faktoren hinzu. Das können zum Beispiel folgende sein:

- psychische Risikofaktoren aus der Lebensgeschichte,
- innere Konflikte,
- Schwierigkeiten, Sorgen und Belastungen wahrzunehmen, in Worte zu fassen und miteinander zu teilen,
- gegenwärtige Belastungen, Herausforderungen und Entwicklungsaufgaben,
- traumatische Erfahrungen in der Vergangenheit und daraus resultierende Ängstlichkeit, dass sich solche Erfahrungen auch in der Zukunft wieder ereignen könnten.

Ein wichtiger Hinweis zu diesem Kapitel vorweg: Im Folgenden werden verschiedene psychische Belastungs- und Konfliktfaktoren aufgeführt, die bei der Entstehung und Aufrechterhaltung einer FNS eine Rolle spielen können. Beim Lesen gilt es zu beachten, dass diese Faktoren aus der wissenschaftlichen Literatur und klinischer Erfahrung zusammengetragen wurden. Jeder dieser Faktoren tritt bei Betroffenen zwar häufiger auf als in der Allgemeinbevölkerung, aber dennoch gilt, dass nicht alle Faktoren auf alle betroffenen Kinder und Jugendliche sowie ihre Familien zutreffen. Die Auflistung der Faktoren soll nicht den Eindruck vermitteln, dass diese Faktoren unweigerlich für alle betroffenen Familien gelten. Welche Faktoren im Einzelfall von Bedeutung sind, gilt es von Familie zu Familie zu prüfen. Jedes Kind und jede Familie ist einzigartig. Die folgenden Ausführungen können also als Anregung zum Nachdenken verstanden und dazu genutzt werden, mit einer Mischung aus kritischer Zurückhaltung und Offenheit zu überlegen, ob einzelne Faktoren eventuell auf die eigene Situation zutreffen könnten.

Psychische Faktoren, die die Entstehung und Auslösung von FNS beeinflussen können

- Andauernde Konflikte, die die Bewältigungskompetenzen des Kindes überfordern und nicht gelöst werden.
- Ablenkung von anderen schwelenden Konflikten. Damit ist gemeint, dass sich nach der Entstehung der FNS alle Energie und Sorge auf diese Thematik konzentriert. Damit kann die Aufmerksamkeit des Kindes oder der Familie von anderen Konflikten abgelenkt und verschoben werden.
- FNS bietet dem Kind unbewusst eine Begründung, vor bestimmten Anforderungen, denen es sich nicht gewachsen fühlt, auszuweichen und diese Anforderungen zu vermeiden. Das Kind muss sich nicht erklären, dass es bestimmte, nächste, altersgerechte Entwicklungsschritte scheut. Diese Begründung nimmt ihm die FNS ab, weil die eine oder andere Herausforderung nun tatsächlich nicht geleistet werden kann. Dies macht das Kind nicht bewusst und gezielt!
- Das Kind hat eine ähnliche Symptomatik in der Familie oder sonstigen Bezugspersonen intensiv beobachten können und ahmt diese unbewusst nach (z. B. Der Großvater eines Kindes mit einer funktionellen Gangstörung leidet aufgrund einer Parkinson-Erkrankung an einer fortschreitenden neurologisch bedingten Gangstörung; sogenanntes Modelllernen).
- Das Kind schaut sich im gewissen Sinne die Symptomatik nicht von anderen Personen, sondern von sich selbst ab. So tritt die Entwicklung von dissoziativen Anfällen gehäuft bei Kindern auf, die vorher schon an epileptischen Anfällen leiden. Es gilt dann zu unterscheiden, welcher konkrete Anfall nun ein epileptischer und welcher ein dissoziativer Anfall ist.
- Das Zusammentreffen mit einer schon vorher bestehenden psychischen Beeinträchtigung oder sogar Störung (Fachbegriff: Komorbidität). Dies können zum Beispiel Merkmale einer depressiven Entwicklung, einer Angststörung, einer Borderline-Störung oder einer Traumafolgestörung sein. In solchen Fällen kann die FNS die weitere Entwicklung der psychischen Störung zusätzlich beeinflussen und umgekehrt auch.
- Blockaden der Wahrnehmung, des Ausdrucks und der Kommunikation von Sorgen, Belastungen und Konflikten beim Kind und in der Familie (vgl. hierzu auch die folgenden Ausführungen in diesem Kapitel).
- Belastende oder sogar traumatische Erlebnisse in der bisherigen Lebensgeschichte bis hin zu Missbrauchserfahrungen oder Vernachlässigung.

Typische Konfliktsituationen ohne einfache Lösung

Im Folgenden werden beispielhaft einige Konfliktkonstellationen beschrieben, die für die Entwicklung einer FNS typisch sind: Die Konflikte haben gemeinsam, dass sie nicht einfach aufzulösen sind. Außerdem ist es bei solchen Konflikten meist so, dass es dem Kind bzw. dem Jugendlichen besonders schwerfällt, seine Sicht der Dinge und seine persönlichen Bedürfnisse in Worte zu fassen. Das Kind kann unterschwellig die Sorge haben, dadurch die Probleme eher zu vergrößern als zu verkleinern. So kann der offene Austausch blockiert sein.

Beispiel: Herausfordernde Lebensereignisse

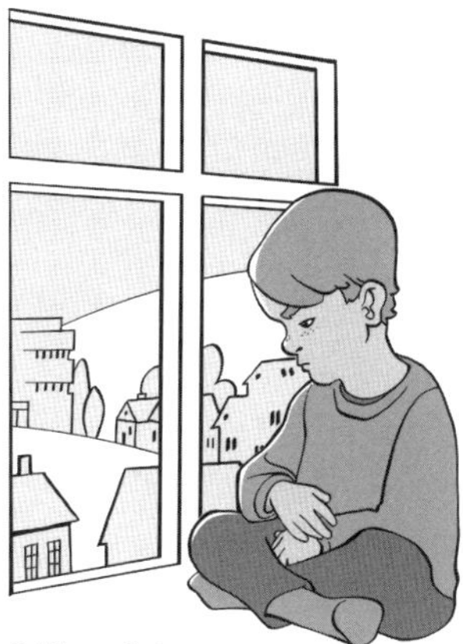
© Klaus Gehrmann

Ein Umzug der Familie an einen anderen Wohnort steht an, der für das Kind einerseits mit einem Verlust des Freundeskreises einhergeht, dem sich das Kind aber andererseits „vernünftigerweise“ nicht entgegenstellen kann, weil der Umzug aus beruflichen Gründen unabweisbar ist. Das Kind hat das Bedürfnis, am Wohnort zu bleiben, hat aber Sorge, dies zu äußern. Wenn nämlich die Eltern ihm zuliebe am Wohnort bleiben würden, müsste es mit dem Gefühl weiterleben, den Eltern eine berufliche Weiterentwicklung verbaut zu haben. Daher äußert es sein Bedürfnis nicht. Dennoch arbeitet der Verlust seiner Schule, seiner Freunde und seiner Heimat stark in ihm weiter.

Beispiel: Konflikt innerhalb der Familie

Es besteht eine Rivalität mit einem Geschwisterkind. Das Kind erlebt eine tatsächliche oder vermeintliche Bevorzugung des Geschwisterkindes, weil dies besondere Charaktereigenschaften oder Begabungen hat, die ihm manchmal in Nebensätzen vorgehalten werden („Nimm dir an deiner Schwester mal ein Beispiel ...“). Spricht das Kind die erlebte Bevorzugung an, stellen die Eltern dies vehement in Abrede („Wir haben euch genau gleich lieb, wir bevorzugen niemanden!"). Im Alltag ergeben sich für das Kind im Gegensatz dazu jedoch immer wieder Situationen und Anzeichen, die es in seinem Gefühl bestärken. Diese stehen im Gegensatz zu den Beteuerungen der Eltern. Das Gefühl nagt weiter und kann sich nicht auflösen. Da Sprechen nicht wirklich funktioniert, besteht eine erhöhte Wahrscheinlichkeit, dass der Organismus die erlebte Zurücksetzung und deren Ausdruck in den Körper verlegt.

Beispiel: Konflikte in der Paarbeziehung der Eltern

Ein Elternteil hat eine Außenbeziehung aufgenommen. Das Kind fürchtet sich vor einer Trennung der Eltern und einem Auseinanderbrechen der Familie. Dies erzeugt ein ständiges, unterschwelliges Gefühl der Unsicherheit und Bedrohung. Wie das Kaninchen vor der Schlange fühlt das Kind sich gleichzeitig hilflos, die Bedrohung abzuwenden. Wenn es vorsichtig versucht, seine Angst gegenüber den Eltern zum Ausdruck zu bringen, wird es beschwichtigt. Dies beruhigt das Kind jedoch nicht wirklich, im Gegenteil, es spürt, dass die Eltern sich eher „herausreden wollen". Dies bestärkt sein Gefühl, dass es da etwas gibt, was man ihm nicht mitteilen will. Oder die Eltern erklären, das sei „Angelegenheit der Erwachsenen und man wolle die Kinder damit nicht belasten, sondern heraushalten". Das Kind kann seine Anspannung, seine sorgenvollen Gedanken und Bedrohungsgefühle nicht beruhigen. Es mag sich in dieser Ausweglosigkeit entscheiden, das Thema nicht mehr anzusprechen. Es spürt, dass seine Nachfragen die Eltern eher zusätzlich belasten. Das wäre in dieser Situation besonders schädlich, wenn es den Streit zwischen den Eltern noch zusätzlich anfachen würde. Das Kind findet keine wirkliche Ruhe. Sein biologisches und sein psychisches Alarmsystem bleibt unter Dauerspannung.

Beispiel: Schulische Überforderung

Ein Kind mit einem unterdurchschnittlichen Intelligenzquotienten wird auf Drängen des leistungsorientierten Vaters in das Gymnasium eingeschult. Objektiv ist das Kind überfordert. Es scheut sich jedoch, seine Überforderung klar anzusprechen. Wenn es dies versucht, wird es eher getadelt und aufgefordert, sich mehr anzustrengen. Die neue FNS-Symptomatik zeigt nun unausgesprochen an, dass das Kind „nicht kann", ohne dass es das Thema benennen muss.

Zwei Seiten derselben Medaille: Der Konflikt im Kind und der Konflikt in der Familie. Bei allen Beispielen dreht es sich um Konflikte, bei denen man nicht so eindeutig festlegen kann, ob es sich um einen Konflikt im Inneren des Kindes handelt oder um einen Konflikt zwischen dem Kind und Familienmitgliedern. In gewisser Weise stimmt beides. Man kann sagen, es ist ein Konflikt innerhalb der Familie, der aber dann in einen inneren Konflikt beim Kind mündet, den dieses schließlich mit sich selbst ausmachen muss, weil eine Lösung innerhalb der Familie dem Kind versperrt erscheint. Für die Therapie kann dies bedeuten, dass man sinnvollerweise sowohl innerhalb der Familie nach Lösungen sucht als auch das Kind unterstützt, seinen inneren Konflikt genauer zu verstehen, zu benennen und Lösungsideen zu entwickeln. Dazu gehört auch, zu verstehen, was genau es daran hindert, den Konflikt offen in der Familie anzusprechen. In allen oben genannten Beispielen gibt es erst einmal keine einfache Lösung. Egal, was man auch tut, bei jeder Lösungsvariante zahlen das Kind oder die Eltern einen Preis.

Schwierigkeiten, Gefühle und Sorgen wahrzunehmen und in Worte zu fassen

Gehäuft wurde bei Kindern und Jugendlichen mit FNS beobachtet, dass diese Schwierigkeiten haben, sorgenvolle Gedanken und die dazugehörigen Gefühle genauer wahrzunehmen und in Worte zu fassen. Im Einzelnen können folgende Facetten aufseiten des Kindes bzw. des Jugendlichen beteiligt sein:

- Sorgen, Ängste und Konflikte können nicht präzise wahrgenommen und zugeordnet werden. Vielmehr hat das Kind bzw. der Jugendliche nur ein sehr unbestimmtes, diffuses, dumpfes, verschwommenes schlechtes Gefühl. Schlechte Stimmung spürt das Kind bzw. der Jugendliche eher körperlich, weniger klar sind dem Betroffenen die dazugehörigen Gefühle.
- Manches Kind kann sein diffuses Gefühl und sein zugrunde liegendes Problem nicht klar in Worte fassen. Jüngeren Kindern fehlt es entwicklungsbedingt an einem differenzierten Vokabular, weil sie einfach noch zu klein sind, um unterschiedliche Gefühlszustände mit den genau passenden Worten zum Ausdruck zu bringen. Aber auch ältere Kinder und Jugendliche antworten auf eine ernst gemeinte Nachfrage, wie es ihnen geht, mit einsilbigen, pauschalen Worten wie „Geht so, nicht so richtig gut, weiß nicht, keine Ahnung ...“. Wenn sie zu erkennen geben, dass es

ihnen schlecht geht, finden sie kein passenderes, genaueres Wort dafür. Sie können nicht auseinanderhalten, ob sie sich nun zum Beispiel traurig, ärgerlich, genervt, wütend oder verzweifelt fühlen. Man kann vereinfacht sagen, dass ihnen das passende Vokabular fehlt. Es ist so ähnlich, als wenn Sie als Eltern Gefühle in einer Fremdsprache beschreiben müssten, die Sie nur gering beherrschen.

- Andere Kinder und vor allem Jugendliche haben innerlich schon ein mehr oder weniger klares Gespür dafür, was sie bedrückt, und sie können dieses grundsätzlich in die richtigen Worte fassen, aber sie verstummen dennoch oder weichen einer Antwort aus. Sie sind vorsichtig und zurückhaltend, sich Eltern, Geschwistern, Freunden, Lehrkräften mitzuteilen und anzuvertrauen, weil sie sich davon eher nichts Gutes versprechen. Dann liegen die Gründe für die Einsilbigkeit eher in Befürchtungen, die das Kind bzw. den Jugendlichen davon abhalten, sich zu öffnen. Es handelt sich also um eine Medaille mit zwei Seiten: Auf der einen Seite stehen die Schwierigkeiten des Kindes bzw. des Jugendlichen, Gefühle und Bedürfnisse klar wahrnehmen zu können; auf der anderen Seite der Medaille steht das Klima in der Familie, einen solchen Gefühlsausdruck entweder wie selbstverständlich aufzunehmen, nachzufragen, ernst und wichtig zu nehmen oder eher schweigsam oder sogar abweisend zu reagieren.

Der folgende Kasten nennt Hindernisse in der Familie, die einer Selbstöffnung des Kindes bzw. Jugendlichen im Wege stehen können.

Hindernisse, die Kinder und Jugendliche davon abhalten, ihre Sorgen, Konflikte und Gefühle anderen Personen mitzuteilen

- Das Problem kann dem Kind enorm peinlich sein. Es fürchtet, sich schwach und verletzlich zu zeigen, wenn es etwas preisgibt. Es hat Angst, nicht verstanden, nicht ernst genommen oder belächelt zu werden. Oder es hat – begründet oder nicht – Angst, Vorwürfe statt Verständnis zu ernten.
- Vielleicht hat das Kind sich schon einmal vorgetastet und vorsichtige Andeutungen zu seinen Sorgen gemacht, dann aber die Erfahrung gemacht, dass alles schnell zur Seite geschoben und abgetan wurde. Zum Beispiel mit den Worten, es solle sich nicht so anstellen, es sei alles nicht so schlimm und im Grunde kein Problem. Oder es sei einfach selbst an der Situation schuld, müsse sich vielleicht mehr anstrengen. Daraus zieht das Kind die Schlussfolgerung, besser zu schweigen als sich zu öffnen.

- Manche Kinder und vor allem Jugendliche bezweifeln ganz grundsätzlich, ob ihre Eltern und sonstigen Bezugspersonen in der Lage und bereit sind, sich in sie einzufühlen, einmal die Perspektive zu wechseln und die Welt einmal mit den Augen ihres Kindes zu sehen. Vielmehr haben sie unterschwellig das Gefühl, die Eltern schauen nur mit einem Blick von außen und mit ihren Wertmaßstäben auf das Erleben und Verhalten ihres Kindes und beurteilen es danach. Beim Kind verdichtet sich der Eindruck, dass es keinen Zweck hat zu versuchen, sich seinen Eltern verständlich zu machen. Es kommt zu dem Schluss, dass seine Mitteilungen nicht wirklich gehört werden, sondern abperlen. Es zieht sich zurück und erzählt vielleicht noch dem besten Freund oder der besten Freundin, nicht aber den Eltern, von seinem Kummer.
- Sich mit seinen Schwächen und Unfertigkeiten mitzuteilen, erlebt das Kind als Risiko, bei dem es sich selbst am Ende schaden kann. Wenn es etwas mitteilt, was den Eltern nicht gefallen wird (zum Beispiel, dass es die Schule geschwänzt hat oder Drogen konsumiert hat), läuft es Gefahr, den Eltern Argumente zu liefern, mit ihm zu schimpfen, es zu bestrafen und zu disziplinieren. In späteren Situationen wird „sein Geständnis" vielleicht wieder hervorgeholt und ihm vorwurfsvoll entgegengehalten, was es im Vertrauen mitgeteilt hat. Auch das kann dazu führen, dass ein Kind lernt, sich damit zurückzuhalten, etwas zu erzählen, was bei den Eltern nicht gut ankommt.
- Das Kind hat wiederholt die Erfahrung gemacht, dass es auf die Mitteilung seiner Sorgen hin sofort einfach und logisch klingende Ratschläge erhält, mit denen es aber nichts anfangen kann und die ihm gefühlt nicht weiterhelfen. Es würde sich wünschen, erstmal genau angehört zu werden. Der prompte Ratschlag erstickt das.
- Manchmal hat ein Kind auch schlicht die Sorge, es könne die Eltern über Gebühr belasten und ihnen große Sorge machen. Die Eltern haben genug eigene Sorgen, vielleicht eine pflegebedürftige Großmutter, Probleme im Job oder andere Sorgen innerhalb der Familie. Das Kind sagt sich, es würde nichts bringen, die Eltern und die Familie zusätzlich zu belasten, und beschließt, besser alles mit sich selbst auszumachen.

Traumatische Erfahrungen als alleinige Ursache für FNS?

Wenn man nach psychischen Belastungen Ausschau hält, schaut man richtigerweise zunächst in die Gegenwart des Kindes und der Familie. Man kann aber auch eine zweite Suchrichtung verfolgen, nämlich rückblickend sich die

Lebensgeschichte des Kindes bzw. Jugendlichen näher ansehen. Finden sich in der noch jungen Geschichte des Kindes Lebensbedingungen, Ereignisse, Erfahrungen, die ihm psychisch zugesetzt haben könnten und bis auf den heutigen Tag nachwirken?

In der Fachsprache wird eine solche nachhaltig belastende Erfahrung Trauma genannt. Die Traumaforschung hat in den letzten Jahrzehnten einen enormen Aufschwung erfahren. Das Wort ist mittlerweile in der Allgemeinsprache angekommen. Unzweifelhaft können Traumata das Leben eines Kindes mit einer enormen Wucht durcheinanderwirbeln. Studien zufolge können in der Lebensgeschichte von Kindern und Jugendlichen mit FNS häufiger auch traumatische Erfahrungen identifiziert werden.

Dennoch gilt es, der Versuchung zu widerstehen, FNS verkürzt nur auf die Wirkung einer erlittenen Traumatisierung zurückzuführen und dann ebenso vorschnell die Schlussfolgerung zu ziehen, der Königsweg zur Befreiung von den FNS-Symptomen sei nun eine Traumatherapie. Es gilt, eine gute Balance zu finden, mit dem Ziel, sich – mithilfe von Therapeuten oder auch zunächst vielleicht nur in der Familie – darüber klar zu werden, welchen Stellenwert ein Trauma am Zustandekommen einer FNS haben könnte oder eben auch nicht. Dazu können die Anregungen in den folgenden Abschnitten hilfreich sein.

Was ist ein Trauma und wie entsteht es? Wenn man den Begriff des Traumas verwendet, muss man zwei Bedeutungen unbedingt auseinanderhalten. Der Begriff Trauma kann sich erstens auf ein äußeres Ereignis beziehen, das man erlitten hat, zum Beispiel einen Verkehrsunfall, einen sexuellen Übergriff, eine einzige, sehr heftige körperliche Misshandlung oder eine Serie von wiederkehrenden körperlichen Übergriffen oder den Verlust einer sehr wichtigen Bezugsperson. Die zweite Bedeutung des Begriffs Trauma bezieht sich auf die innere Erfahrung und das Erleben solcher Ereignisse. Das ist ein wichtiger Unterschied. Denn wir wissen aus der Forschung und aus der Lebenserfahrung, dass manche Menschen extremen traumatischen Ereignissen ausgesetzt waren und trotzdem innerlich nicht dauerhaft traumatisiert sind, also keine sogenannte „Posttraumatische Belastungsstörung“ entwickelt haben. Dies kann gelingen, wenn man das Ereignis korrekt einordnet und verarbeitet.

Umgekehrt kann eine Fehlverarbeitung die Wucht des Ereignisses noch einmal deutlich steigern. Zum Beispiel verarbeiten manche Kinder die Erfahrung, bei geringfügigem Fehlverhalten geschlagen worden zu sein, gedanklich so, dass sie sich selbst innerlich zusprechen: „Kein Wunder, hättest du dein Gegenüber nicht provoziert, wärest du auch nicht verprügelt worden.“ Sie geben sich also selbst noch die Schuld. Eine solche Verarbeitung wird langfristig doppelt schädlich sein, weil das Kind eine extreme Angst entwickelt, seine eigene Meinung zu vertreten, eigene Bedürfnisse zum Ausdruck zu bringen, ja sogar, sich rechtmäßig zu wehren, weil es unterschwellig befürchtet, dies könnte vom Gegenüber erneut als Provokation gewertet werden mit der Folge, dass es erneut eine körperliche Bedrohung riskiert.

Wenn also Ihr Kind ein traumatisches Ereignis erlebt hat, stellt sich immer die Anschlussfrage: Wie hat es dieses Erlebnis „verdaut“ und verarbeitet? Welche Gefühle und guten oder eben auch schlechten Gedanken hat es aus dieser Erfahrung abgeleitet? Falsche Schlussfolgerungen können sein biologisches Alarmsystem in eine chronische Grundanspannung versetzen. Es prüft Mitmenschen und unklare Situationen wie mit einem Radarsystem sehr wachsam und sensibel in Bezug auf die Frage, ob neue Gefahr und Verletzung drohen.

Liegt der FNS ein Trauma zugrunde? Die Wahrscheinlichkeit, dass die Entwicklung einer FNS etwas mit einem oder mehreren früheren traumatischen Ereignissen zu tun hat, steigt enorm, wenn das Kind noch heute unter dem Ereignis leidet bzw. wenn es aus der Traumaerfahrung solche „falschen, verzerrten, leidvollen“ Gedanken mitgenommen und beibehalten hat. Ein „negativer“ Glaubenssatz kann zum Beispiel sein: „Nach all dem, was ich damals Schlimmes erlebt habe, habe ich das Vertrauen in die Mitmenschen verloren. Aus heiterem Himmel kann plötzlich etwas Bedrohliches geschehen. Menschen können plötzlich eine ganz böse Seite zeigen. Da ist es besser, immer misstrauisch zu bleiben.“

Vielleicht liegen viele Monate oder schon Jahre zwischen dem Traumaereignis und der Entwicklung der FNS. Dies wirft die Anschlussfrage auf, warum sich die FNS erst zeitlich verzögert und gerade jetzt manifestiert hat. Es muss also zusätzlich auch in der Gegenwart „noch etwas los gewesen sein“, was vielleicht „das Fass zum Überlaufen gebracht hat“. Vielleicht gab es eine erneute Erfahrung, die „in dieselbe Kerbe hineingeschlagen“ hat wie schon die Ursprungstraumatisierung. Das heißt, ein zurückliegendes Trauma wird nicht zu hundert Prozent eine Störungsentstehung erklären können. Wir müssen uns vielmehr immer zusätzlich die begleitende Frage stellen: Was ist in der Gegenwart als Auslöser hinzugekommen?

Traumatisierung: Eine – aber nicht die einzige – mögliche Erklärung. Traumata haben in den letzten Jahren gerade unter Laien eine hohe Popularität als Erklärung für vielerlei psychische Beeinträchtigungen und Störungen erhalten. Ein Trauma ist tatsächlich ein ernst zu nehmender Risikofaktor. Dennoch wissen Fachleute, dass es viele weitere Gründe für die Entwicklung psychischer Störungen und eben auch für die Entwicklung einer FNS gibt. Ein mögliches Trauma ist also nur eine neben vielen anderen Erklärungen. Warum aber ist das Konzept so populär geworden?

Ein Grund dafür dürfte sein, dass ein Trauma als Erklärung für das Vorhandensein einer Störung sehr erleichternd wirken kann, denn es verweist auf eine einzige, klare Ursache. Es bedient damit das menschliche „Kausalitätsbedürfnis", also die Sehnsucht nach einer alles erklärenden Ursache des Problems. Und es verspricht gleich auch noch die Lösung des Problems, nämlich die Durchführung einer Traumatherapie. Weiter oben sind bereits die vielen Facetten dargestellt worden, die bei der Entstehung einer FNS eine Rolle spielen und die Eltern ins Grübeln bringen können. Die Erklärung, die FNS des Kindes sei eine Traumafolgestörung, bietet demgegenüber eine klare Orientierung und sogar eine Chance, die Kontrolle zurückzugewinnen. Das macht diesen Erklärungsversuch so attraktiv. Allerdings kann dieser Erklärungsversuch eben auch trügerisch sein und eine nur scheinbare Klarheit liefern, weil sich die Entstehungsgeschichte der FNS in der Realität eben doch komplexer darstellt. Die menschlich nachvollziehbare Hoffnung, nun einen klaren Ansatzpunkt zum Verständnis und zur Therapie bekommen zu haben, kann schnell in Enttäuschung umschlagen, wenn das Konzept sich doch als verkürzt herausstellen sollte. Meine Empfehlung: Nehmen Sie Traumatisierungen als eine mögliche Teilerklärung ernst, aber fixieren Sie sich nicht darauf, sondern bleiben Sie offen für weitere Teilursachen und weitere therapeutische Ansatzpunkte.

Die Suche nach weiteren Gründen, insbesondere solchen, die nicht in einer traumatischen Vergangenheit liegen, sondern in strapaziösen Bedingungen der Gegenwart oder zukünftigen Bedrohungen bestehen, kann anstrengend und aufreibend sein. Schließlich können auch Gründe in den Blick geraten, die in der Familie mit Scham, Schuldgefühlen oder Vorwürfen verbunden sind. Da kann es verlockend sein, wenn man eine Ursache aus der Vergangenheit in den Fokus nehmen kann, die Entlastung von dem Gedanken verspricht, jetzt in der Gegenwart etwas falsch zu machen. Meine Empfehlung: Falls Sie bei sich selbst eine besondere Neigung verspüren, einem Trauma aus der Vergangenheit eine besondere Bedeutung für die Entstehung der FNS zu geben, so bedenken Sie mit, ob dieser Gedanke auch deshalb attraktiv sein könnte, weil er eine Ablenkung von anderen, vielleicht unbequemen Gründen aus der aktuellen Gegenwart bietet.

Und gestatten Sie bitte noch den Hinweis auf ein weiteres, menschlich nachvollziehbares, aber für den weiteren Verlauf nicht unbedingt hilfreiches Bedürfnis: Kinder und Jugendliche mit FNS sind schnell allen möglichen Geschichten, Gerüchten und Erzählungen ausgesetzt. Dazu gehören auch solche, die das Kind oder den Jugendlichen herabsetzen und verletzen können. Setzt man diesen Geschichten nun die Geschichte einer früher erlebten Traumatisierung als Ursache für FNS entgegen, so kann sich das „Image“ des Kindes schlagartig ändern. Es ist nicht mehr Träger einer „seltsamen, skurril wirkenden Störung“, sondern nunmehr Opfer einer erlittenen Traumatisierung, für die es Mitgefühl verdient und vielleicht auch erhält. Nun hat Ihr Kind sicherlich und ohne Abstriche Mitgefühl verdient. Es kann ihm aber auf Dauer unangenehm werden, darauf festgeschrieben zu werden.

5 Was kann man tun?

5.1 Auf einen Nenner kommen: Unterschiedliche Positionen miteinander versöhnen

Schnell kommt nach der ersten Konfrontation mit FNS-Symptomen und in den ersten Gesprächen mit Fachleuten die Frage nach den Ursachen auf. Fachleute und Betroffene sind sich nicht immer einig darüber, woher die Symptome kommen. Manchmal besteht selbst unter Fachleuten Uneinigkeit. Dies belastet die betroffene Familie umso mehr. Auch innerhalb einer Familie können unterschiedliche Auffassungen vorherrschen.

Welche Positionen gibt es?

Typischerweise können drei grundlegende Positionen aufeinandertreffen und Anlass zu Auseinandersetzungen geben. Die drei Positionen werden im Folgenden kurz skizziert. So können Sie als Eltern Ihre eigene Position vielleicht besser einordnen.

- *Die organisch-neurologische Position.* Viele Betroffene und ihre Angehörigen gehen insbesondere in der ersten Zeit nach der Entstehung der Symptome davon aus, dass es sich um eine neurologische oder sonstige körperliche (organische, somatische) Grunderkrankung handeln muss. An dieser Annahme wird auch festgehalten, wenn ausführliche, differenzierte und wiederholte medizinische Untersuchungen dafür keinen Beleg liefern. Schließlich könnte es ja sein, dass eine neurologische Ursache vorliegt, die von den durchgeführten diagnostischen Prozeduren nicht erfasst oder schlicht übersehen wurde. In manchen Fällen ist diese Befürchtung am Ende medizinisch tatsächlich nicht komplett auszuräumen. So nagt unterschwellig eine begleitende Sorge weiter, dass eine verborgene, vielleicht sehr seltene, vielleicht aber besonders bedrohliche Erkrankung zugrunde liegen könnte. Diese Einschätzung und die dahinterstehende Sorge sind sehr gut nachvollziehbar, denn die Symptome zeigen sich ja ganz eindeutig auf der körperlichen und nicht – wie etwa bei einer Depression – vorrangig auf der psychischen Ebene. Die Symptome betreffen die Motorik oder die Sinnesorgane. Sie sehen neurologischen und nicht psychischen Grunderkrankungen manchmal zum Verwechseln ähnlich.

- *Die psychologische Position.* Die zweite Position erklärt die Symptome im Wesentlichen als körperlichen Ausdruck von psychischem Stress, Bedrohung, Traumatisierung, inneren und äußeren Konflikten sowie bestimmten psychischen Merkmalen des Kindes bzw. der Familie.
- *Die funktionelle Position.* Die dritte Position steht sozusagen zwischen der organisch-neurologischen und der psychologischen Position. Einerseits wird dem ärztlichen Urteil vertraut und akzeptiert, dass mit an Sicherheit grenzender Wahrscheinlichkeit wohl keine organisch-neurologische Grunderkrankung vorliegt. Andererseits ist man sehr skeptisch, dass psychische Probleme beim Kind und/oder in der Familie eine wesentliche Ursache sein sollen. Achselzuckend sagt man, das Kind und die Familie seien doch im Grunde „ganz normal". Natürlich gäbe es Alltagsprobleme oder auch mal Streit, aber „das komme doch in den besten Familien vor". Auch bei längerem Sinnieren und Austauschen untereinander ergäbe sich kein greifbarer Anhaltspunkt für einen tiefsitzenden oder schwerwiegenden Konflikt. Im Ergebnis sei man reserviert und skeptisch, ob Psychotherapie wirklich der richtige Weg sei. Wer diese Position vertritt, neigt zu der Auffassung, FNS könne eine Art Fehlprogrammierung im Nervensystem sein. Diese sei weder durch eine ernsthafte Erkrankung verursacht noch durch einen schweren „Psychokonflikt". Das Gehirn und die Muskulatur laufen nicht so richtig rund, so wie der Motor eines Autos mal holprig laufen kann. Menschen, die diese Position vertreten, sind beispielsweise gegenüber Methoden der Krankengymnastik sehr aufgeschlossen, wenn ihr Kind unter dissoziativen Bewegungsstörungen leidet. Dahinter steckt die Idee, die Verbindung zwischen Gehirn und Gliedmaßen wieder neu zu programmieren, etwa so, wie man beim Computer die Reset-Taste drückt, um das ganze System von Grund auf noch einmal neu hochzufahren, oder wie man im Winter ein Auto anschiebt, wenn es nicht anspringt.

Trotz unterschiedlicher Positionen an einem Strang ziehen

Für eine erfolgreiche Behandlung des Kindes wird es jedoch problematisch, wenn diese unterschiedlichen Positionen unversöhnlich aufeinandertreffen und man keinen gemeinsamen Nenner findet. Dies blockiert eine einvernehmliche Zusammenarbeit zwischen Fachleuten und Familie, manchmal auch innerhalb der Familie oder zwischen Eltern und Kind oder zwischen

Familie und Schule. In allen Konstellationen zehren Auseinandersetzungen über die Positionen an der Kraft, die man eigentlich benötigt, um die vielen Herausforderungen zu bewältigen, und gefährden damit letztlich auch den Behandlungserfolg. Auch wenn Positionen einander recht unversöhnlich gegenüberstehen, ist es hilfreich, wenn man der jeweils anderen Person mit Respekt begegnet und „über den Graben hinweg“ Kompromisse sucht. Bei genauerer Betrachtung stellt man in aller Regel fest, dass es auch dem anderen letztendlich um das Kind und sein Wohlbefinden geht. Auch wenn man in den unterschiedlichen Positionen auseinanderliegt, so kann man sich doch in der gemeinsamen elterlichen Sorge um das Wohlergehen des Kindes wieder treffen und sich zusammentun.

Im vorliegenden Ratgeber wird daher die Auffassung eines „Sowohl-als-auch“ anstatt eines „Entweder-oder“ vertreten. Leitend ist die Vorstellung, dass bei FNS in der Regel eine biologische Veranlagung und psychologische Mechanismen bei Kind und Familie zusammenkommen und die Funktion des Zusammenspiels „aus dem Tritt bringen“. Die Zahnräder greifen nicht mehr sauber ineinander, sondern verhaken sich.

Die psychologische und die funktionelle Position können bei einer toleranten, aufgeschlossenen Haltung der Beteiligten unkompliziert zusammengeführt werden. Statt sich darüber zu streiten, wer recht hat, sollte man besser „lösungsorientiert“ sein und pragmatisch Schwerpunkte und Strategien der Therapie festlegen. So wird man sich in den meisten Fällen schnell auf Krankengymnastik (vgl. Kapitel 5.7) oder auch angeleitete Vorstellungsübungen (vgl. Kapitel 5.8) einigen können. Denn dies ist auf jeden Fall sinnvoll, egal ob man eher einer psychologischen oder einer funktionellen Position zuneigt. Vermutlich spricht für die meisten Menschen auch nichts dagegen, sich mit möglichen Belastungs- und Konfliktfaktoren zu befassen. Selbst wenn man eher einer funktionellen Position anhängt, hat man nichts zu verlieren, wenn man sich darauf einlässt. Und wenn die Suche nach psychischen Faktoren bei der Bewältigung der FNS-Symptome nicht helfen sollte, kann die Beschäftigung mit Belastungs- und Konfliktfaktoren der Familie – ganz unabhängig von der FNS – trotzdem guttun. Und dann hätte man mindestens mehr Kraft und Gemeinsinn erreicht, um die schwierige Zeit zu bewältigen. Eine gemeinsame, pragmatische, offene Haltung, auf die man sich einigen kann, könnte sein: „Wir gehen offen einen solchen Weg mit – verlieren können wir dabei nichts, sondern nur gewinnen“.

Auch gegensätzliche Positionen innerhalb der Familie respektieren

Wenn es nun nicht nur zwischen den Fachleuten und der Familie unterschiedliche Auffassungen zur Diagnose und zum Behandlungsplan gibt, sondern wenn auch innerhalb der Familie, also zum Beispiel zwischen Mutter und Vater, Uneinigkeit besteht, kann dies eine besondere Herausforderung sein. Es kann dann auch der Eindruck entstehen, dass die unterschiedlichen Sichtweisen unüberwindbar sind.

Beispiel: Unterschiedliche Positionen

Ein Elternteil vertritt nachdrücklich die Auffassung, dass die Ärzte und Therapeuten mit ihrer Diagnose einer FNS und einer im Wesentlichen psychisch bedingten Verursachung der FNS recht haben. Dieser Elternteil möchte der Empfehlung folgen, eine psychotherapeutische Behandlung zu starten. Der andere Elternteil fragt sich, ob man damit nicht „auf einem Holzweg" sei und macht sich Sorgen, dass eine andere, nämlich organisch-neurologische Erkrankung übersehen worden sei.

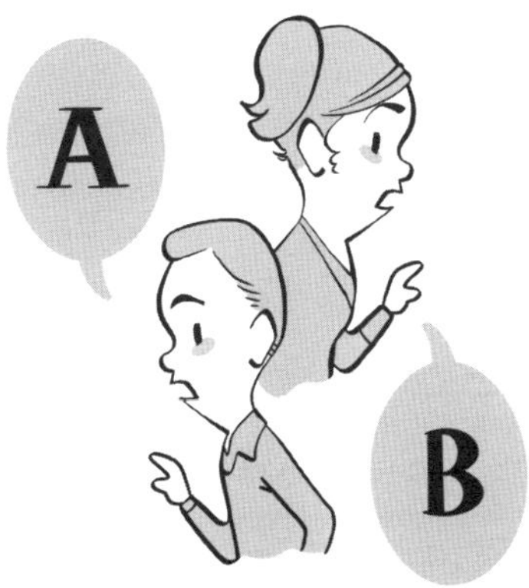

© Klaus Gehrmann

Eine solche Uneinigkeit zwischen den Elternteilen ist kräftezehrend und raubt die Kraft, die eigentlich für die Bewältigung der vielfachen Herausforderungen notwendig ist, die mit der Krankheit und Behandlung des Kindes bzw. Jugendlichen verbunden sind. Manchmal glauben Eltern auch, die einseitige Sicht ihres Gegenübers irgendwie ausgleichen zu müssen, indem sie vehement die entgegengesetzte Position vertreten. Wenn es „schiefläuft", schaukeln sich die beiden Positionen dann wechselseitig hoch und die Positionen entfernen sich immer weiter voneinander. Solche Auseinandersetzungen können das betroffene Kind irritieren, das sich eigentlich Orientierung und Klarheit für den Umgang mit seiner Erkrankung wünscht.

Sieht man sich die unterschiedlichen Positionen in einer Familie jedoch genauer an, wird man oft feststellen, dass die Positionen doch nicht so festgefahren sind wie sie im ersten Augenblick erscheinen. Häufig zeigt sich, dass beide Elternteile sowohl eine psychologische Position als auch eine eher medizinisch geprägte Position einnehmen – allerdings in unterschiedlich starker Ausprägung. Sie können sich auch selbst einmal fragen, welche Position Sie wie stark einnehmen: Vielleicht neigen Sie zu 60 % zur psychologischen Sicht und zu 40 % zur medizinisch geprägten Sicht? Oder sind es eher 80 % und 20 %? Wie ist die Sicht Ihres Partners bzw. Ihrer Partnerin?

Partnerschaftlich verträglich wäre es, wenn beide sagen würden: „Jeden von uns beiden beschleicht manchmal ein mulmiges Gefühl, ob die Diagnose FNS und der Weg einer Psychotherapie wohl wirklich richtig ist. Und jeder von uns beiden kennt das Gefühl, dass dies genau der einzig richtige Weg ist. Uns eint also in der Partnerschaft, dass jeder sowohl Zweifel als auch Einverständnis mit der Diagnose kennt, wenn auch in unterschiedlicher Gewichtung." Wenn Eltern dies erkennen, kann sich dies verbindend auswirken: Niemand muss den anderen zur Wahrheit missionieren. Vielmehr kann gemeinsam die verbleibende Restunsicherheit in Bezug auf die Diagnose und die „richtige" Behandlung ausgehalten werden und nach einem gangbaren Weg Ausschau gehalten werden.

Wenn Sie mögen, können Sie die Diskussion unterschiedlicher Positionen auch einmal spielerisch miteinander angehen und die im Kasten beschriebene Übung durchführen.

Positionswechsel: Ein Diskussionsspiel zwischen den beiden Elternteilen

Diskutieren Sie mit Ihrem Partner bzw. Ihrer Partnerin über Ihre speziellen Streitpunkte rund um die FNS Ihres Kindes. Diskutieren Sie einige Minuten z. B. über Ihre Sichtweise zu den Ursachen der Erkrankung oder über den Sinn von Psychotherapie. Tauschen Sie dann die Rollen: Wechseln Sie in die Position Ihres Partners bzw. Ihrer Partnerin und übernehmen Sie dann bewusst nur dessen bzw. deren Argumente. Sie argumentieren also aus der Position Ihres Gegenübers und Ihr Gegenüber argumentiert aus Ihrer Position heraus. Spüren Sie einmal nach, ob Sie beim Aussprechen der Argumente Ihres Gegenübers, gegen die Sie vorher immer angeredet haben, diesen Argumenten nun doch etwas abgewinnen können. Ihr Gegenüber kann die gleiche Erfahrung machen. Statt sich immer weiter voneinander zu entfernen, kann man sich über die Übung wieder annähern und spüren, dass jede Person beide Seiten in sich trägt.

Sie können die Übung noch weiterführen, indem Sie zwei Stühle nehmen und den Stühlen die beiden Meinungen zuweisen. Sie können wahlweise auf dem einen oder dem anderen Stuhl Platz nehmen. Nach solchen Dialogen können Sie sich beide auf ein Sofa setzen und auf die beiden Stühle zurückschauen und auswerten, ob sich aus den Zwiegesprächen nun eine neue, gemeinsame Linie ableiten lässt, mit der beide Seiten gut leben können.

5.2 Verständnis für das Erleben des betroffenen Kindes entwickeln

Ein anderer Zugang: Anknüpfen an eigene unklare Körperbeschwerden

Ein hilfreicher Weg, um mit dem betroffenen Kind ins Gespräch zu kommen, kann auch darin bestehen, dass Eltern oder andere Bezugspersonen an eigene Erfahrungen mit unklaren, funktionellen, psychosomatischen Beschwerden anknüpfen. Wenn Eltern von eigenen seltsamen Körpererfahrungen berichten, z.B. körperlichen Beschwerden, die unter Stress und Sorgen heftiger werden, kann dies die Türe für ein Gespräch mit dem Kind öffnen. Ohne viele theoretische Erklärungen macht man es für das Kind leichter, nun auch seinerseits solche Bezüge herzustellen und freier von seinen Symptomen zu berichten. Die Eltern dienen dem Kind also als Modell dafür, wie über eigene Symptome gesprochen werden kann, ohne sich rechtfertigen und schämen zu müssen.

Nun haben Eltern und Bezugspersonen in aller Regel keine eigenen Erfahrungen mit FNS-Symptomen, stattdessen kennen sie aber vermutlich psychosomatisch bedingte Beschwerden, wie z.B. Kopfschmerzen, Bauchschmerzen, Schlafprobleme oder körperliche Erschöpfung, über die sie mit dem Kind sprechen können. Psychosomatische Störungen sind dadurch gekennzeichnet, dass psychische Faktoren an der Entstehung oder Verschlimmerung, aber auch an der Besserung von Beschwerden, die sich körperlich zeigen (z.B. Schmerzen), beteiligt sind. Viele Menschen haben ein bestimmtes Organ, ein bestimmtes Symptombild oder einen bestimmten körperlichen Schwachpunkt, mit dem sie besonders sensibel auf Anforderungen und Belastungen reagieren. Auch wenn sich die Symptome einer FNS eindrücklicher darstellen als stressbedingte Bauch- oder Kopfschmerzen, so haben sie doch gemein, dass sie beide die unauflösbare Einheit von psychischen und körperlichen Vorgängen anzeigen. Manche Kinder schämen sich auch für ihre Symptome, obwohl dies natürlich vollkommen unberechtigt ist, sie haben sich schließlich FNS nicht ausgesucht. Berichten Erwachsene nun von eigenen „komischen" Beschwerden, kann dies eine Verbindung zum Kind schaffen, seine Scham lindern und es ihm erleichtern, offener über die Symptome zu sprechen.

Migräne bietet sich als passendes Beispiel an, um mit Kindern ins Gespräch zu kommen, denn auch bei der Migräne verbindet sich eine biologische Veranlagung mit einer breiten Palette von Auslösefaktoren. Migräneauslöser (Trigger) können der Verzehr von bestimmten Lebensmitteln (Alkohol, Blauschimmelkäse), Übernächtigung und die Verschiebung des Schlaf-Wach-Rhythmus (Schichtarbeiter, lange Party am Wochenende) und eben auch Stresserleben sein. Meist registrieren Betroffene bei einer Migräneattacke Stress als Auslöser zunächst gar nicht. Erst wenn sie genauer in sich hineinhorchen oder den Tag systematisch noch einmal durchgehen, „fällt der Groschen", was unterschwellig los gewesen sein kann. Oft sind es vordergründig „Kleinigkeiten", die aber trotzdem eine „Verletzung" bewirkt haben. Das kann ein dahingesagtes, herabsetzendes Wort gewesen sein, das einen wie ein Stich getroffen hat. Um sich zu beruhigen, sagt man sich vielleicht, das sei doch alles nicht böse gemeint gewesen. Man schiebt es beiseite, lenkt sich ab und bald schon erinnert man sich nicht mehr daran. Doch unterschwellig nagt es weiter. Meldet sich die Migräneattacke, fällt es vielleicht schwer, den Zusammenhang zu dem vorangegangenen, herabsetzenden Kommentar noch herzustellen. Ohne den Kopfschmerz und die Übelkeit bei einer Migräneattacke schönreden zu wollen, kann diese auch ihren Sinn haben. Sie kann wie eine Ampel, die auf Rot springt, ein Signal senden, innezuhalten und noch einmal nachzufühlen, was da los gewesen sein könnte. Die Migräne zeigt dann ihren Sinn und ihre Funktion. Sie bietet eine Chance, im Leben etwas in Ordnung zu bringen, eine erlebte Kränkung noch einmal anzusprechen, mindestens aber besser zu verstehen, an welchen wunden Punkten man sich besonders verletzbar oder belastet fühlt. Migräne und FNS haben eine vergleichbare Funktion. Beide können „unerbittliche" Hinweisgeber sein, die uns mit körperlichen Beschwerden auffordern, genauer hinzusehen. Dem eigenen Kind davon zu erzählen, dass man so etwas Ähnliches wie FNS (in diesem Fall Migräne) auch kennt, kann also hilfreich sein, um über die Erfahrungen des Kindes ins Gespräch zu kommen.

Eltern und andere Bezugspersonen können also zunächst bei sich selbst erkunden, wann und wie sie in Zeiten von Stress, Überforderung und in mitmenschlichen Konfliktsituationen mit „körpernahen" Beschwerden reagieren. Wenn Sie sich auf einen solchen inneren Suchprozess begeben möchten, bietet Ihnen der folgende Kasten dazu einige Anregungen für hilfreiche Fragen, die Sie sich selbst stellen können.

Reflexionsfragen: Welche funktionellen Beschwerden habe ich selbst schon einmal erlebt?

- Was ist mein persönliches Organ bzw. Beschwerdebild, mit dem mein Körper sich bevorzugt in Belastungszeiten meldet? Was sind meine typischen Auslöser, bei denen sich mein Symptom besonders „gerne" meldet?
- An welchen Tagen und in welchen Situationen bin ich besonders anfällig für das Auftreten meiner Beschwerden? Und wann bin ich eher davor geschützt?
- Möchte ich mir vornehmen, auf diese Auslöser und ihr Zusammentreffen mit meinen Beschwerden noch genauer zu achten? Wo genau, an welcher Stelle in meinem Körper reagiere ich besonders sensibel?
- Wie erkläre ich mir dann typischerweise das Aufkommen meiner Beschwerden? Welche Annahmen habe ich dazu? Interpretiere ich meine Beschwerden als Zeichen für eine zugrunde liegende, bis jetzt noch unerkannte Krankheit? Vielleicht sogar eine schwere, bedrohliche Erkrankung? Als eine Allergie oder Unverträglichkeit? Als Hinweis auf Stress und Überforderung? Schiebe ich meine Beschwerden auf das Wetter? Auf Unpässlichkeiten? Oder auf einen ungesunden Lebensstil?
- Falls Sorgen und Stress als Auslöser eine Rolle spielen, wie reagiere ich „automatisch" darauf? Versuche ich vielleicht erst einmal, die Beschwerden einfach zu ignorieren und erst einmal „einfach so weiterzumachen"? Lenke ich mich ab, in der Hoffnung, das erledigt sich von selbst?
- Oder nehme ich dies eher als Signal, um darüber nachzudenken, was genau los ist, was genau mich getroffen, geärgert und belastet hat und mich augenscheinlich unterschwellig weiter beschäftigt? Kann ich etwas mit der Idee anfangen, dass mein Körper mir freundlich gemeint, aber auch mit Nachdruck ein Alarmsignal sendet, um mir unmissverständlich klarzumachen, dass hier gerade etwas schiefläuft?

- Handelt es sich vielleicht um ein Thema, das mich seit längerem begleitet und für das ich keine richtige Lösung finde?
- Handelt es sich um aktuelle Herausforderungen oder um vergangene Erlebnisse, die mir innerlich wehgetan haben, die ich nicht hinter mir lassen kann und die immer wieder schmerzlich in Erinnerung gerufen werden?
- Handelt es sich vielleicht um Sorgen, bei denen es mir schwerfällt, mich mitzuteilen und anzuvertrauen?

Nutzen Sie solche eigenen Erfahrungen, um durchzuspielen, ob es Ihrem Kind in gewisser Weise ähnlich gehen könnte. Es gilt immer zu beachten, dass solche Annahmen zunächst reine Vermutungen darstellen! Sie können zutreffen oder auch nicht. Aber die Beschäftigung mit eigenen Erfahrungen im Wechselspiel von Körper und Psyche kann Sie sensibilisieren, im nächsten Schritt nachzuspüren, was bei Ihrem Kind, in der Familie oder im sozialen Umfeld „los sein könnte".

Eine weitere Brücke zum Verständnis: Andere erstaunliche Phänomene unseres Nervensystems

Die Rätsel, die FNS aufgibt, sind bemerkenswert, aber sie sind dennoch nicht einzigartig. Es gibt viele weitere rätselhafte körperliche Phänomene, die nicht durch eine organische, medizinische Ursache, wie zum Beispiel eine Krankheit, sondern vorrangig durch mentale Prozesse ausgelöst werden. Bevor wir uns das Zusammenspiel von Körper und Psyche bei FNS genauer ansehen, soll anhand einiger Beispiele verdeutlicht werden, welche bemerkenswerten Wirkungen Gedanken, Vorstellungskraft und Gefühle auf den Körper und seine physiologischen Funktionen haben können. Diese Wirkungen können sowohl krankhafte Prozesse auslösen als auch effektiv zur Genesung eingesetzt werden. Autogenes Training, Biofeedback und Hypnose sind Methoden, die mit solchen Wirkungen arbeiten. Bei all diesen Methoden setzt man gezielt bestimmte hilfreiche Gedanken und Vorstellungsbilder ein und – wie durch ein Wunder – weiten sich die Blutgefäße, die Arme werden warm oder schwer. Diese Wirkungen bzw. Phänomene sind seit Jahrhunderten bekannt, Millionen Menschen, kranke wie gesunde, haben sie selbst erlebt. Die Ähnlichkeiten zwischen FNS und diesen Phänomenen sollen daher im Folgenden noch etwas genauer betrachtet werden, da sie zum Verständnis der Diagnose FNS beitragen können.

Autogenes Training. Das Autogene Training ist eine fast hundert Jahre alte bewährte Heilmethode, bei der man sich bestimmte Sätze immer wieder innerlich vorspricht und mit nach innen, auf den Körper gerichteten Vorstellungsübungen begleitet. Das Autogene Training ist ein sehr gutes Beispiel dafür, dass der Einfluss von Vorstellungskraft und Denken nicht nur störende Symptome, sondern auch eine positive, heilende Wirkung auf körperliche Funktionen erzeugen kann. Vegetative Funktionen, die sonst nur sehr begrenzt dem bewussten Willen zugänglich sind (wie z. B. Durchblutung, Pulsschlag, Atmung), können so in einen Ruhezustand geleitet werden. Typische Formeln sind „Ich bin vollkommen ruhig" oder „Der linke Arm ist ganz warm". Indem man diese Formeln sich immer wieder vorspricht, stellen sich Ruhe und Entspannung ein. Der linke Arm wird tatsächlich ganz warm. Die Übungen des Autogenen Trainings zeigen, wie breit die Palette der körperlichen Reaktionen ist, die man durch bloße Vorstellung und durch inneres Vorsprechen bewirken kann.

Biofeedback. Eine technisch unterstützte Weiterentwicklung dieser Einflussnahme von hilfreichen Gedanken und Vorstellungen stellt das Biofeedback dar. Man benötigt dazu einen technischen Sensor, der bestimmte physiologische Werte misst. Beispiele sind der Blutdruck, die Hautleitgeschwindigkeit, der Pulsschlag, der Muskeltonus oder Gehirnströme. Die Person bekommt über das Messgerät den momentanen Messwert (z. B. Atemkurve oder Grad der Muskelanspannung) zurückgemeldet. Auf einem Monitor werden die Werte zum Beispiel in Form einer Skala abgebildet, bestimmte hilfreiche Vorstellungen oder innere Sätze, die sich die Person vorsagt bzw. an die die Person denkt, können die Werte auf der Skala sichtbar in eine gewünschte Richtung verändern. Die Person bekommt so eine kontinuierliche Rückmeldung über ihren momentanen Zustand und lernt, diesen schrittweise in eine gewünschte Richtung zu beeinflussen. Wie beim Autogenen Training wird über eine immer präzisere Beobachtung der eigenen körperlichen Befindlichkeit bzw. körperlich spürbarer Beschwerden die Wahrnehmung geschärft und mit einiger Übung eine Beeinflussung ermöglicht. Autogenes Training und Biofeedback funktionieren bei gesunden wie bei organisch, neurologisch und funktionell erkrankten Menschen gleichermaßen.

Hypnose (Katalepsie und Armlevitation). Ähnlich wie beim Autogenen Training oder bei Biofeedbackübungen können auch unter Hypnose körperliche Reaktionen herbeigeführt werden, die Beobachter in Erstaunen versetzen. Auch

Hypnose funktioniert bei gesunden und kranken Personen. Die Zahnbehandlung unter Hypnose ohne Betäubungsmittel belegt, wie stark mentale Vorstellungskraft Sinnesempfindungen (z. B. starke Schmerzen) vom wahrnehmenden Bewusstsein entkoppeln, also dissoziieren können. Dabei sind alle Schmerzleitungen von der Zahnwurzel bis zum Gehirn weiterhin vollständig intakt. Das Phänomen ist also in gewisser Weise ähnlich zu einer dissoziativen Verminderung des Hörsinns, einem dissoziativen Sehverlust oder einem dissoziativen Verlust des Tastsinns. Wir können am Beispiel der Hypnose lernen, dass eine Minderung der Fähigkeit zu hören, zu sehen oder zu tasten auch dann auftreten kann, wenn alle Nervenleitungen gesund sind. Auch äußerst besorgte Mütter oder Väter könnten also die Möglichkeit in Betracht ziehen, dass bei ihrem Kind keine organische Schädigung vorliegt, sondern dass „nur" eine dissoziative Abkoppelung des Bewusstseins von den Sinnesorganen vorliegen könnte, so wie sie aus der Hypnose gut bekannt ist.

Die Katalepsie und Armlevitation sind zwei bekannte, eindrückliche Phänomene im Bereich der Hypnose, die eine bemerkenswerte Ähnlichkeit zu manchen Symptomen der FNS zeigen, insbesondere zur funktionellen Bewegungsstörung und zur dissoziativen Lähmung:

- Unter *Katalepsie* versteht man das anhaltende Verharren in einer bestimmten Körperhaltung („Gliederstarre"). Sie kann bei bestimmten medizinischen Grunderkrankungen auftreten, ist aber auch unter Hypnose per Suggestion auslösbar. Und genauso kann sie durch Suggestion wieder zurückgebildet werden bzw. sie bildet sich am Ende der Hypnosesitzung spontan wieder zurück. Trotz vollkommen intakter, gesunder Körperfunktionen können sich die Betroffenen während der Katalepsie nicht bewegen. Sie verharren in der Position, die sie vorher eingenommen haben. Typisch ist eine Position, bei der die Person mit den Füßen auf einem Stuhl und mit dem Kopf auf einem anderen Stuhl aufliegt und der Körper „wie ein Brett" starr dazwischen liegt. Im Internet finden sich Filmaufnahmen, die das Phänomen anschaulich zeigen. Ein anderes Phänomen ist die sogenannte wächserne Biegsamkeit der Muskeln. Diese lassen sich beispielsweise durch andere Menschen mit geringer Mühe beugen und behalten dann die Stellung bei.
- Als *Armlevitation* bezeichnet man das Phänomen, dass ein Hypnotiseur einen Arm der hypnotisierten Person per Suggestion hochsteigen und schließlich „schweben" lässt. Das Heben und Halten des Armes in einer

schwebenden Position fühlt sich für die hypnotisierte Person in der Regel vollkommen mühelos an. Während einer Armlevitation fällt es sehr viel leichter, den Arm über längere Zeit in einem angehobenen Schwebezustand zu halten als im normalen Wachzustand. Die Person hat das seltsame Gefühl, als wäre ihr Arm „ferngesteuert". Dies ähnelt in gewisser Weise wieder dem Empfinden bei einer FNS, wenn Betroffene das Gefühl haben, dass „der Körper macht, was er will" und sie die Kontrolle über ihn verloren haben. Die Person hat während der Hypnose das Gefühl, dass der Arm sich „wie von selbst" zum Beispiel von der Stuhllehne hochhebt und in der Schwebe bleibt, und dass dies alles ohne bewusstes, willentliches Zutun und Kraftanstrengung geschieht.

Was lernen wir aus dem Zusammenspiel von Psyche und Körper bei diesen erprobten Methoden? Zunächst einmal liefert die Betrachtung dieser Methoden die Erkenntnis, dass der menschliche Organismus prinzipiell in der Lage ist, körperliche Prozesse mit der Kraft von Gedanken und Vorstellungen positiv zu beeinflussen. Mit Vorstellungsübungen und hilfreichen Gedanken zu arbeiten, lohnt auch bei FNS, und zwar unabhängig davon, welche Ursachen den Symptomen zugrunde liegen. Man muss nicht abwarten, ob irgendwann in der Zukunft einmal die anscheinend alles erklärende Ursache für die Symptome gefunden wird oder nicht. Vielmehr kann man sofort loslegen. Es kann nicht schaden zu lernen, den eigenen Körper genau wahrzunehmen und ihn sowie vorhandene Symptome mit positiven Vorstellungsübungen und hilfreichen Gedanken zu beeinflussen.

Auch können bei der Wirkung der Methoden Parallelen zu FNS gezogen werden: Während der Armlevitation hat die Person das Gefühl, dass eigentlich „zwei Teilpersönlichkeiten" am Werk sind. Eine Person beobachtet mit einem etwas wunderlichen Gefühl dieses Anheben und registriert, dass sie selbst dieses Anheben ja weder bewusst noch willentlich herbeigeführt hat. Dennoch registriert sie erstaunt, dass der Arm sich bewegt. Sie mag sich während oder nach der Hypnosesitzung fragen, wie das sein kann. Sie kann das Gefühl gewinnen, dass irgendeine andere Kraft oder Teilpersönlichkeit in ihr dieses Manöver vollzieht. Eine Teilpersönlichkeit, zu der sie keinen richtigen Zugang herstellen kann und die etwas tut, was „sie selbst" gar nicht initiiert hat. Sehr seltsam. Was ist das für ein seltsamer Teil in mir, der so etwas tun kann, was ich gar nicht geplant und gewollt habe? Wir haben bei der Armlevitation augenscheinlich eine Entkoppelung (Dissoziation) von zwei Anteilen in derselben Person: Einer, der aus unerfindlichen Gründen und ohne vorhergehenden willentlichen Entschluss den Arm anhebt, und ein anderer Anteil, der diesem Geschehen innerlich mit Erstaunen zuschaut. Genau dieses Phänomen kennen wir auch von den FNS. Es kommt zu einer dissoziativen Lähmung, einem verzerrten Gangbild oder einem dissoziativen Anfall, und auch alle diese Phänomene ereignen sich wie von selbst, ohne einen zielgerichteten Entschluss und ohne bewusstes Zutun. Und dann gibt es – wie bei der Hypnose – einen inneren Beobachter, der das registriert. Es gibt also einen Teil, der ohne Absicht den Arm anhebt bzw. den dissoziativen Anfall „produziert“, und es gibt den anderen Anteil, der dies innerlich beobachtet, sich darüber wundert oder ärgert und wie von einer Zuschauertribüne das Geschehen verfolgt.

5.3 Einen guten Umgang mit Zweifeln, Unsicherheit und Sorgen finden

Endlose Internetrecherchen vermeiden

Manche Eltern, die eine starke Sorge vor einer unentdeckten Grunderkrankung umtreibt, recherchieren intensiv im Internet auf der Suche nach der diagnostischen Nadel im Heuhaufen. Werden sie fündig, tragen sie den Behandlern immer wieder neue Ideen zu alternativen Diagnosen vor. Sie verbinden dies mit der Erwartung, dass Ärzte diese Verdachtsdiagnosen durch weitere Zusatzuntersuchungen medizinisch abklären. Je häufiger dies geschieht, desto eher stoßen sie jedoch bei den Ärzten auf Zurückhaltung, dieser Erwartung zu folgen. Die Skepsis der Ärzte rührt vielfach daher, dass sie auch ohne weitere Untersuchungen einschätzen können, ob die angebotene, neue Erklärung medizinisch plausibel ist oder eben nicht. Sie kommentieren dann, dass man sich die Untersuchung schlicht sparen könne, weil das Ergebnis im Grunde vorhersehbar ist und nicht zur Klärung beitragen wird.

Suchen die Eltern trotzdem immer weiter nach alternativen Erklärungen für die Symptome und fordern weitere Untersuchungen ein, werden die Ärzte immer häufiger mit Skepsis reagieren und weiteren diagnostischen Maßnahmen ablehnend gegenüberstehen. Es kann passieren, dass die Ärzte den Eindruck gewinnen, dass die Eltern ganz grundsätzlich Schwierigkeiten haben, die Diagnose einer FNS zu akzeptieren und die Therapie der FNS hinausschieben oder nur halbherzig mittragen. Langfristig führt dies zu einer zunehmenden Belastung der Arzt-Eltern-Kind-Beziehung und zu einem gestörten Vertrauensverhältnis, was die notwendige Arbeitsbeziehung auf die Probe stellt. In extremen Fällen können die Frustrationen und Auseinandersetzungen sogar zu einem Behandlungsabbruch und Behandlerwechsel führen. Letzteres sollte möglichst vermieden werden, weil ein Wechsel des Behandlers erneut zahlreiche Abstimmungsgespräche nötig machen würde und zudem mit einem Verlust von Wissen über den bisherigen Symptomverlauf verbunden wäre. Ziel sollte es daher sein, sich bewusst zu machen, dass beide Seiten das Beste für das Kind und seine Genesung tun wollen, dass es dazu nötig ist, dass alle Beteiligten an einem Strang ziehen und respektvoll miteinander kommunizieren. Nur so wird es möglich sein, Vereinbarungen für die weitere Behandlung zu treffen, die beide Seiten mittragen können.

Bei Bedarf eine zweite seriöse Meinung einholen

Eine gute Möglichkeit zur Vergewisserung der Familie, dass medizinisch und diagnostisch korrekt vorgegangen wurde, liegt im Einholen einer zweiten Meinung. Das Anliegen der Familie nach einer zweiten Meinung ist legitim und sollte offen kommuniziert und nicht als Misstrauen gegenüber den Behandlern ausgelegt werden. Behandler und Familie können miteinander abstimmen, wo diese zweite Meinung am besten eingeholt werden kann. Da die Diagnose einer FNS fachlich herausfordernd ist, ist es sinnvoll, für eine Zweitmeinung eine Klinik auszuwählen, die über entsprechende Kompetenzen verfügt. Der Behandler könnte beispielsweise entsprechende Kliniken nennen und die Familie trifft allein die Entscheidung darüber, an welche konkrete Klinik sie sich wenden möchte. Die Ärzte können alle schon erhobenen Befunde zusammenstellen und der Familie mitgeben, damit sie die Zweitmeinung einholen kann. Ein solches Vorgehen erspart dem Kind viele erneute Untersuchungen, der Familie neue Vorstellungstermine und den Kostenträgern nicht zuletzt auch Geld. Weiterhin könnte vereinbart werden, dass die Familie im Fall einer Bestätigung der FNS-Diagnose an die Ursprungsklinik zurückkehrt. Für den Fall einer kritischen zweiten Meinung zu dieser Diagnose muss miteinander besprochen werden, an welcher Klinik mit welcher nun neuen Verdachtsdiagnose die Diagnostik und Therapie fortgesetzt werden soll. Entscheidend ist die Optimierung der Behandlung für das Kind.

Umgang mit Grübeln und Gedankenkreisen

Zweifel an der Richtigkeit der Diagnose können sich als innerer Kampf abspielen. Man erlebt ein ständiges Wechselbad der Gefühle und fragt sich, ob die Diagnose wohl richtig ist, ob die Ärzte nicht vielleicht doch eine organische, neurologische Erkrankung übersehen haben, ob der Weg der Psychotherapie wohl richtig ist oder ob man doch nur Zeit und Energie verschwendet und der Weg am Ende gar nicht zum Ziel führt.

Studien zeigen, dass die Rate von Falschdiagnosen bei FNS bei etwa fünf Prozent liegt. Eine ähnlich hohe Zahl an Falschdiagnosen lässt sich auch bei Patienten mit Epilepsie, Multipler Sklerose oder anderen neurologischen Erkrankungen finden, bei einer genaueren Prüfung stellten sie sich schließlich als FNS heraus. Die Datenlage zeigt also, dass die Fehldiagnose einer neurologischen Erkrankung bei FNS etwa ebenso häufig ist wie umgekehrt.

Zweifel und Sorgen können in endlose Gedankenkreisläufe und Grübelschleifen münden, die faktisch nicht wirklich weiterführen und selbst zu einem dauernden Problem ausarten können. Man quält sich mit Sorgen, die einem die Ruhe, die Kraft und den Schlaf rauben. In der Psychotherapie spricht man von Ruminieren, Katastrophisieren und Pessimismus:

- Das *Ruminieren* besteht in immer wiederkehrenden, grübelnden, letztlich ergebnislosen und damit unproduktiven Gedankenkreisläufen. Das Wort „ruminieren“ bedeutet auch „wiederkäuen“. So wie eine Kuh die Nahrung immer wieder hochbringt, um sie wieder und wieder durch den Magen zu verdauen, so werden die Sorgen immer wieder „durchgekaut“, ohne gedanklich wirklich einen Schritt weiterzukommen.
- *Katastrophisieren* bedeutet, dass man sich die Störung und die vermeintlichen Folgeprobleme in der Zukunft maximal schlimm, eben in Richtung einer vollständigen Katastrophe ausmalt („Mein Kind wird nie einen richtigen Beruf ausüben können!“). Einer vernünftigen Prüfung halten die Befürchtungen bei Licht betrachtet nicht stand.
- *Pessimismus* ist mit dem Katastrophisieren verwandt und bedeutet, dass man sich mit geradezu „traumwandlerischer Sicherheit“ immer genau die bedrohlichste Erklärung für die Störung ausmalt. Harmlose Erklärungen schiebt man dagegen bevorzugt beiseite.

Wenn Menschen zum Ruminieren, Katastrophisieren und zu Pessimismus neigen, kann es vorkommen, dass das soziale Umfeld zu verstehen gibt, „man solle sich doch nicht so verrückt machen". Eine solche Reaktion kann verletzen und verärgern und hilft auch nicht wirklich, von den belastenden Gedanken loszukommen. Es ist leichter gesagt als getan, denn Sorgenketten lassen sich nicht leicht abstellen. Die Sorgen drehen sich um die Frage, welche „wirkliche" körperliche Krankheit sich anstelle einer FNS hinter den Symptomen verbergen könnte. Es werden beharrlich andere, vor allem organische bzw. neurologische Krankheitsbilder gedanklich „durchforstet". Man malt sich womöglich noch die schlimmsten Folgen aus. Das Grübeln über die Ursachen und das Ausmalen bedrohlicher Folgen führt allerdings nicht wirklich zu einem greifbaren Ergebnis. Tatsächlich kann sich die ohnehin nicht leichte Situation durch das ständige Grübeln noch weiter verschlimmern als verbessern. Man tut also gut daran zu versuchen, eine realistische Haltung und abwägende Denkweise einzunehmen und zur Ruhe zu kommen. Dazu finden Sie im Folgenden einige Empfehlungen.

Wie bereits erläutert, sind viele Eltern zwiegespalten: Einerseits setzen sie Vertrauen in die Diagnose der Ärzte und Therapeuten und den darauf aufbauenden Behandlungsplan. Anderseits holt sie der immer wieder nagende Zweifel ein, ob die Ärzte sich nicht irren könnten. Die beiden Sichtweisen können sich auch immer wieder abwechseln.

Ein begrenztes Zeitfenster zum Grübeln festlegen. Anstatt einen immerwährenden Kampf in sich auszutragen, können die beiden Anteile des Annehmens der Diagnose und des Zweifelns an der Diagnose „einen fairen Deal machen". Dieser kann so aussehen, dass Sie dem Zweifel ein bestimmtes Zeitfenster einräumen, in dem Sie ihm gezielt und konzentriert nachgehen. Zum Beispiel können Sie jeden Mittwochabend im Internet nach alternativen Erklärungen für die Symptome recherchieren, mit einer Vertrauensperson zum Thema sprechen oder in einem Tagebuch Ihre Gedanken notieren. Dazu können auch konkrete Fragen gehören, die Sie den Fachleuten beim nächsten Termin stellen möchten. „Erwischen" Sie sich außerhalb des Zeitfensters in Grübelschleifen, sollten Sie idealerweise aussteigen und die nähere Beschäftigung mit einem Gedanken auf den nächsten Mittwochabend „vertagen". Diese Empfehlung mag auf den ersten Blick etwas gekünstelt erscheinen, auf den zweiten Blick wird sie jedoch vielfach als sehr entlastend erlebt, weil nun die überwiegende Zeit von der Thematik befreit wird, während Sorgengedanken trotzdem ihren Raum und ihre Zeit bekommen. Innerhalb des vorgesehenen und begrenzten Zeitraums kann man sich mit Block und Bleistift ausgerüstet sehr viel konzentrierter und strukturierter den Themen und Herausforderungen widmen, die einem wichtig erscheinen. Recherchieren und Nachdenken in einem klar definierten Zeitrahmen führt zu sehr viel besseren Ergebnissen als zielloses Grübeln im Alltag (z.B. beim Einkaufen im Supermarkt), wenn die Gedanken eher ziellos umherwandern und wegdriften.

In die Perspektive eines Beobachters der eigenen Gedanken wechseln. Wenn man registriert, dass man gerade wieder einmal in eine sinnlose Grübelschleife eingestiegen ist (z.B. an der Supermarktkasse), ist es hilfreich, sofort wieder auszusteigen und in eine Außenperspektive zu wechseln. Dafür betrachtet man sich selbst von außen und „checkt", was gerade passiert. Man sagt innerlich zu sich selbst: „Oje, jetzt habe ich mich wieder in den Sog dieses Gedankenkarussells hineinziehen lassen. Ich steige jetzt aus. Ich erinnere mich kurz daran, dass ich dies ja aus guten Gründen tue, aber dass das Grübeln letztlich sinnlos ist". Manchen Menschen hilft dabei auch eine kurze bildliche Vorstellung eines sich im Kreise drehenden Karussells auf dem Jahrmarkt. Sie stellen sich vor, aus dem Karussell auszusteigen und ihm hinterherzuschauen. Man sitzt nun also nicht mehr auf einem der Sitzplätze des Karussells, sondern schaut von außen auf das Karussell, wie es sich dreht und dreht. Man befindet sich nun in einer Beobachterposition.

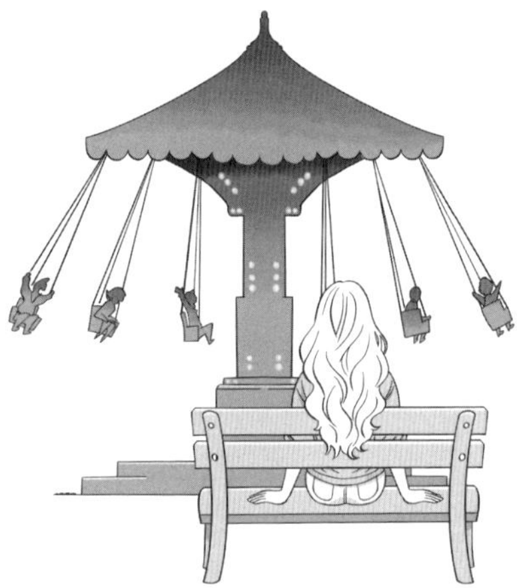

© Klaus Gehrmann

Restunsicherheit aushalten lernen

Kein Arzt der Welt und keine medizinische Untersuchung der Welt wird jemals mit absoluter Sicherheit beweisen können, dass ein Kind (oder Erwachsener) keine organische oder neurologische Grunderkrankung hat. Die Angst der Eltern vor einer unentdeckten Krankheit kann daher durch medizintechnische Untersuchungen niemals absolut beruhigt werden. Es bleibt immer eine Restunsicherheit, so minimal diese auch sein mag. Zum Vergleich: Es kann auch nie mit letzter Sicherheit bewiesen werden, dass es keinen rosaroten Elefanten gibt, der irgendwo auf dem Globus herumspaziert. Man kann so intensiv suchen, wie man will, er könnte sich immer noch irgendwo versteckt halten. Ein anderes Beispiel: Es kann nie wissenschaftlich bewiesen werden, dass kein Atomkraftwerk explodiert. In der Wissenschaft nennt man dieses Dilemma das Verifikationsproblem. Man wird nie beweisen können, dass das Kind gesund ist, denn schon die nächste Untersuchung könnte einen Beleg für eine bis jetzt nicht entdeckte Erkrankung liefern.

Dies mag alles sehr theoretisch klingen, ist aber praktisch enorm wichtig. Die Konsequenz ist nämlich: Der Familie bleibt nichts anderes übrig, als diese Restunsicherheit auszuhalten, emotional zu akzeptieren und mit ihr umgehen zu lernen. Dies führt zu der Anschlussfrage, in welchem Fall weitere Untersuchungen gemacht werden sollen und wann auf weitere Untersuchungen verzichtet werden soll. Die Frage, an welcher Stelle man einen solchen Cut setzt, sollte mit den Fachleuten besprochen werden. Wenn die Familie aufgrund eines neuen Verdachts nicht zur Ruhe kommt, kann mit den Ärzten eine weitere Untersuchung in Erwägung gezogen werden. Ärzte können dieser Untersuchung zustimmen, auch wenn sie sie selbst aus medizinischer Sicht für „überflüssig" halten. Im Gegenzug können die Eltern zusichern, dass sie das Ergebnis dieser Untersuchung bis auf Weiteres akzeptieren und zum Beispiel für die nächsten acht Wochen keine Wiederholungsuntersuchung einfordern werden.

Man sollte sich klar machen, dass sich die innere Angst vor einer unentdeckten, schlimmen Grunderkrankung nicht allein durch intensive medizinische Diagnostik bekämpfen lassen wird. Man sollte sich immer auch bemühen, gedanklich andere Wege zu einem entlastenden Umgang mit belastenden Befürchtungen zu finden.

Zuversicht trotz unsicherer Prognose

Manche Familien reagieren mit Unverständnis, Beschämung oder Groll auf die Botschaften im Diagnosegespräch. Den Hinweis, dass psychische Belastungen und Konflikte die Symptome auslösen können, verstehen sie unterschwellig als kränkenden Hinweis, für die Entstehung der Störung verantwortlich gemacht zu werden. Manche hören einen unausgesprochenen Vorwurf heraus. Manche Eltern fühlen sich durch die Diagnose entwertet und zu Unrecht angegriffen („Liegt jetzt alles an unserer Familie? Ich weiß gar nicht so recht, was wir falsch gemacht haben sollen. Noch weniger habe ich eine Idee, wie wir wieder etwas gut machen können"). Es kann die Sorge entstehen, dass eine Zustimmung zu den Kernaussagen der Diagnosemitteilung unterschwellig als Eingeständnis gewertet werden könnte, als Eltern versagt zu haben. Dies ist emotional schwer auszuhalten und kann die Akzeptanz der Diagnose und die Zustimmung zum Therapiekonzept erschweren.

Auch bleibt in manchen Familien ein Ohnmachtsgefühl zurück, weil sie keinen klaren und sicheren Weg sieht, wie man als Familie die Symptome überwinden könnte. Die Diagnose einer FNS eröffnet zunächst keine klare Perspektive und griffige Problemlösung wie bei anderen Krankheiten, bei denen man Medikamente oder eine Operation empfohlen bekommt. Der Hinweis auf psychologische Faktoren bei der Entstehung der Symptome erzeugt eher Hilflosigkeit und Ratlosigkeit darüber, was denn im Privatleben zu ändern sei, damit die Symptomatik sich zurückbildet. Eine gewisse Reserviertheit gegenüber der Diagnose beruht damit auch auf einer Enttäuschung darüber, dass es keinen klar vorgezeichneten Weg für die Behandlung der Symptome gibt. Vielfach bestehen nach der Diagnose auch Zweifel, ob die Symptomatik sich überhaupt jemals zurückbilden wird und wie die Symptomatik verläuft, wenn man sich auf den ungewissen Weg einer Psychotherapie einlässt.

Besserung kann nicht versprochen werden. Es gibt jedoch Grund zur Zuversicht, dass sich die FNS im weiteren Verlauf wieder bessert. Dies kann sich auf zweierlei Art zeigen: Erstens kann eine Verbesserung aufgrund des therapeutischen Engagements des Kindes, der Familie und der Fachleute eintreten. Je mehr das Kind an seiner Genesung mitwirkt, desto stärker kann es später aus gutem Grund einen Behandlungserfolg mit Stolz auf die eigene Anstrengung zurückführen. Zweitens kommt es immer wieder auch zu sogenannten Spontanremissionen: Ähnlich wie bei einer Grippe oder wie bei einem „Tennisarm" oder Wadenkrampf kann sich eine FNS auch wieder „von selbst" zurückbilden, „einrenken" oder „auswachsen". Es lohnt, die Aufmerksamkeit auf minimale Anzeichen einer ersten Besserung zu lenken. Manchmal kann man im Nachhinein den Eindruck gewinnen, dass das Unbewusste des Kindes die Symptomatik zu einem geeigneten Zeitpunkt wieder „loslassen" kann, wenn seine Lebensumstände sich zum Besseren gewendet haben und die Symptomatik ihren Sinn verloren hat.

Den Verlauf der Symptomatik beobachten und Einflussfaktoren identifizieren

Um sich selbst einen Überblick über den Verlauf der Symptomatik des Kindes zu verschaffen und mögliche Einflussfaktoren, die die Symptome verbessern oder verschlechtern, zu erkennen, kann es hilfreich sein, ein einfaches, übersichtliches Diagramm anzufertigen und dort für einige Zeit den Schweregrad bzw. die Ausprägung der Symptomatik (leicht, mittel, schwer) einzutragen. Auf der horizontalen X-Achse wird die Zeit eingetragen und auf der vertikalen Y-Achse der Schweregrad. Der Verlauf der Symptomatik über die Zeit hinweg ergibt sich dann durch die Verbindung der einzelnen Werte (Kurvenverlauf). Der Startpunkt für den Zeitstrahl könnte z. B. der Zeitpunkt sein, an dem sich das Kind zuletzt gesund und wohl gefühlt hat. Wenn mehrere Symptome auftreten, kann deren Verlauf durch unterschiedliche Farben gekennzeichnet werden. So wird erkennbar, ob alle Symptomkurven einheitlich verlaufen oder nicht: Der Schweregrad aller Symptome könnte beispielsweise gleich stark ausgeprägt sein oder uneinheitlich verlaufen, z. B. könnte das eine Symptom zu- und das andere abnehmen. Je einheitlicher sich der Störungsverlauf über die einzelnen Symptome hinweg darstellt, desto eher kann auch von einheitlichen Ursachen ausgegangen werden.

In das Diagramm können im weiteren Verlauf immer wieder auch bedeutsame medizinische, soziale und psychische Veränderungen und Ereignisse eingetragen werden. So kann der Blick für die Wirkung verschiedener Einflussfaktoren geschärft werden, die vordergründig eher unauffällig erscheinen, und damit schrittweise die Suche nach einer einzigen, alles erklärenden Krankheitsursache überwunden werden.

Ein beruhigendes Zeichen: Die Symptome bleiben stabil und verschlechtern sich nicht

Statt wiederholter medizintechnischer Untersuchungen empfiehlt sich, gemeinsam mit den behandelnden Ärzten eine Auswertung des bisherigen Störungsverlaufs vorzunehmen. Hierzu können auch die Informationen herangezogen werden, die durch eine Selbstbeobachtung gewonnen wurden (siehe vorherigen Abschnitt). So könnte z. B. die Beobachtung, dass die Symptome nicht schlimmer werden, zur Schlussfolgerung führen, dass es sich wohl um keine fortschreitende Erkrankung handeln kann. Krebserkrankungen und auch alle anderen Arten fortschreitender Erkrankungen, die man als mögliche Ursache für die Symptomatik vermuten könnte, könnten durch eine solche nüchterne Auswertung des Verlaufs im Grunde ausgeschlossen werden. Denn eine unbehandelte Krebserkrankung würde mit einem stetig zunehmenden Schweregrad und einer zunehmenden Anzahl von Symptomen einhergehen. Gewinnt man eine solche Erkenntnis aufgrund der Auswertung des Symptomverlaufs, kann dies eine wertvolle gedankliche Stütze zur Selbstberuhigung sein, die wirksamer ist als eine stetige Wiederholung von Untersuchungsprozeduren. Nutzen Sie also eine solche nüchterne Auswertung des bisherigen Störungsverlaufs, um die eine oder andere bedrohliche Diagnose, auf die Sie z. B. durch Internetrecherchen stoßen, wieder auszusortieren.

Der Regenerationskraft des Organismus vertrauen

Manche Eltern haben nur ein geringes Vertrauen, dass der Organismus ihres Kindes sich bei Krankheit und eben auch bei FNS von selbst, also ohne medizinische Behandlungsmaßnahmen, regenerieren und sich wieder erholen kann. Vielmehr ist die Vorstellung leitend, dass es eines kraftvollen technischen Eingriffs (z. B. der Gabe von starken Medikamenten) bedarf, um eine so gravierende Symptomatik zu „durchbrechen". Die Vorstellung von Gesundung folgt eher einer physikalischen, mechanischen Logik – wie z. B. bei einem Karosserieschaden am Auto nach einem Unfall. Beulen am Auto werden sich tatsächlich nicht von selbst wieder beheben, wenn man es für ein paar Wochen nur in die Garage stellt und abwartet. Vielmehr benötigt es eine Reparatur von außen.

In der biologischen Welt der Organismen gelten jedoch andere Mechanismen als bei einer KFZ-Reparatur. Biologisch gesteuerte Organismen verfügen über eingebaute Mechanismen der Selbstreparatur. So setzen nach einem Sturz bei einem aufgeschürften Knie sofort Selbstreparaturprozesse ein: Diese umfassen zum Beispiel die Blutgerinnung zum Stoppen des Blutflusses, Entzündungsprozesse gegen eindringende Keime und vor allem Wundheilungsprozesse mit Narbenbildung, die dann durch den Aufbau von normaler Haut und von Gewebe abgelöst wird. Abgeschlossen ist der Selbstreparaturprozess erst dann, wenn der frühere Normalzustand wieder erreicht ist.

Vielfach hat man es in der Medizin auch mit einer Kombination aus einer von außen eingeleiteten Behandlungsmaßnahme zu tun, die damit die Regeneration durch den Organismus selbst unterstützt. So werden nach einem Knochenbruch chirurgisch die Knochen in die richtige Position zurückversetzt, bei Bedarf mit einer Schiene fixiert und stabilisiert, um damit die Selbstheilungsmechanismen des Körpers bei „ihrem Job zu unterstützen", nämlich die beiden Bruchseiten wieder korrekt zusammenwachsen zu lassen. Diese entscheidende Aufgabe übernimmt der Organismus, die Chirurgie allein kann das Zusammenwachsen der Bruchstelle nicht bewirken.

Zurück zur FNS: Auch hier leisten Körper und Psyche vielfältige Beiträge zur Selbstreparatur und Selbstregulation, zur Regeneration und Selbstheilung. Diese Prozesse sind vielleicht nicht so klar sichtbar wie bei einem Knochenbruch, aber das heißt nicht, dass sie nicht stattfinden. Erinnern wir uns hierzu an das Kernmerkmal der FNS, die Dissoziation, also die Entkoppelung von Teilsystemen des Nervensystems, der Gliedmaßen oder der Sinnesorgane. Therapeutisch kommt es darauf an, dass auch diese entkoppelten Teile wieder „zusammenwachsen", in einem gewissen Sinne also gar nicht so unähnlich zu einem Knochenbruch.

Was bedeutet dies alles für unser Verständnis des Genesungsprozesses bei FNS? Die gute Botschaft ist, dass sich immer wieder spontan – am besten natürlich zusätzlich „angeschoben" durch therapeutische Maßnahmen – Besserungen des Symptombildes und des Wohlbefindens beim Kind ereignen können. Manchmal wird man nicht klar herausarbeiten können, was exakt die Besserung bewirkt hat. Viele Fallbeispiele bei Patienten mit FNS belegen aber, dass sich solche Genesungsprozesse immer wieder ereignen können.

Die weniger gute Botschaft ist, dass wir eine Genesung nicht wirklich erzwingen können, übrigens auch dann nicht, wenn ein vollkommen richtiges Therapiekonzept verabredet und umgesetzt wird. Wir können nicht wirklich ermessen, ob und wie die Selbstreparatur arbeitet. Wir können aber wie beim Schienen eines Armbruchs die förderlichen Bedingungen herstellen, damit die dissoziierten Teile sich Schritt für Schritt wieder verknüpfen, ihren Kontakt miteinander intensivieren, bis sie wieder flüssig miteinander arbeiten.

Perspektivwechsel: Herausforderungen bewältigen statt Ursachen erforschen

Die Frage nach den genauen medizinischen Ursachen der Symptomatik nimmt in vielen Familien die Aufmerksamkeit so sehr in Beschlag, dass das Anpacken der sich neu stellenden, lebenspraktischen Herausforderungen darüber in den Hintergrund gerät. Dabei könnten zahlreiche Alltagsprobleme eigentlich sofort angegangen werden, ohne dass vorher die Störungsursachen genau geklärt wurden. Ein Beispiel hierfür ist die Wiederaufnahme des Schulbesuchs (vgl. Kapitel 5.6). Die Wiederaufnahme des Schulbesuchs kann zügig vorbereitet und mit den Lehrkräften abgestimmt werden, ganz unabhängig davon, ob der Symptomatik nun eine neurologische oder psychische oder sonstige Ursache zugrunde liegt. Die Teilnahme am Schulunterricht ist in jedem Fall anzustreben, um Lerndefiziten vorzubeugen und den Kontakt zu Mitschülern nicht abreißen zu lassen. Bei vielen Problemen des Alltags empfiehlt es sich daher, einen Perspektivwechsel vorzunehmen: Weg von der Frage nach den medizinischen Ursachen, hin zur Bewältigung der konkreten Herausforderungen.

5.4 Sich in der Familie mitteilen, zuhören und austauschen

Wie bereits in Kapitel 4.2 erwähnt, ist ein Risikofaktor von FNS, dass einige Kinder und Jugendliche Schwierigkeiten bei der Wahrnehmung und dem Ausdruck von Sorgen und Gefühlen haben bzw. einzelne Familien gehemmt sind, sich miteinander über Sorgen, Bedürfnisse und Gefühle auszutauschen.

In einigen Fällen kann es hilfreich sein, konkrete Probleme zu klären. Wenn es aber vielleicht kein konkretes Thema gibt, das die Familie beschäftigt, kann es trotzdem allgemein ratsam sein, verstärkt zu üben, sich über verschiedenste Themen miteinander auszutauschen. Vielleicht wurde der Austausch miteinander im Laufe der Jahre etwas vernachlässigt. Vielleicht waren die Gespräche thematisch eher auf Alltagsnotwendigkeiten beschränkt und es ging weniger um persönliche Themen und Empfindungen. FNS kann ein guter Anlass sein, dies zu ändern.

Kinder und Jugendliche benötigen in der Regel drei wesentliche Fertigkeiten, um ihr Wahrnehmen und Ausdrücken von Gefühlen und Bedürfnissen weiterzuentwickeln:

1. Sie benötigen die Fertigkeit, ihre Sorgen und Gefühle zunächst innerlich möglichst präzise wahrnehmen zu können. Dazu gehört auch, auftauchende negative Gefühle wie gefühlte Ablehnung (durch Mobbing oder Ausgrenzung), menschliche Enttäuschung, Traurigkeit oder Zweifel an sich selbst (dem eigenen Aussehen, den eigenen Fähigkeiten) nicht einfach beiseitezuschieben, auch wenn sich dies erst einmal unangenehm anfühlt. Vielmehr übt man Schritt für Schritt ein, diesen Gefühlen nachzugehen und zu schauen, welche Gedanken und Gefühle damit verbunden sind.
2. Eine weitere wichtige Fähigkeit besteht darin, diese Gefühle in die richtigen Worte fassen zu können. Je präziser man ein Gefühl mit dem genau passenden Wort benennen kann, desto besser bekommt man es zu fassen, sortiert und geklärt. Dies gilt sowohl für das innere Selbstgespräch als auch für das Gespräch mit vertrauten Menschen. Jeder Mensch kennt das Gefühl von Erleichterung, wenn es – am besten in Anwesenheit eines einfühlsamen Menschen – gelingt, ein zunächst ganz diffuses Gefühl von Unwohlsein durch die treffenden Worte verstehbar und wieder handhabbar zu machen. Innere Ruhe und Klarheit kann wiedergewonnen werden, obwohl die belastende Ausgangssituation vielleicht weiterhin unverändert fortbesteht. Kinder und Jugendliche unterschiedlichen Alters unterscheiden sich sehr stark darin, wie fein sie unterschiedliche Gefühlszustände sprachlich auseinanderhalten und bezeichnen können. Es ist wie mit den Vokabeln bei einer Fremdsprache. In der Muttersprache verfügt man über das differenzierteste Vokabular für alle emotionalen Feinheiten. Soll man die gleichen Gefühle jedoch in einer Fremdsprache ausdrücken, wird der Ausdruck ungleich „gröber".
3. Schließlich besteht auch eine wichtige Fertigkeit darin, sich anderen mitzuteilen. Barrieren, die verhindern, sich anderen Menschen mitzuteilen, können nicht nur aufseiten des Kindes bzw. Jugendlichen bestehen, sondern im gesamten familiären Umgang miteinander. Familien unterscheiden sich stark darin, wie sehr ihnen „das Herz auf der Zunge liegt" und wie spontan und freimütig man sich einander mitteilt und anvertraut oder ob man vieles lieber mit sich selbst ausmacht. Letzteres beruht vielleicht auf dem verständlichen und dennoch irrigen Gefühl, die anderen mit den eigenen Sorgen nicht belasten zu wollen. Manchen Familien fehlt daher die Übung, sich frei, unverstellt und unverkrampft auszudrücken. Kinder und Jugendliche übernehmen leicht die Zurückhaltung oder gar die Sprachlosigkeit der

Eltern, auch das Zurückhalten von Tränen und Umarmungen. Solche Familien sind nicht unbedingt weniger liebevoll miteinander, sie sind aber „gebremster und dosierter“ im unverstellten Ausdruck von Gefühlen. Bei den Eltern kann dies wiederum darauf zurückgehen, wie sie selbst als Kinder in ihrer Herkunftsfamilie gelernt haben, Gefühle, Bedürfnisse und Sorgen spontan zu äußern oder eben eher für sich zu behalten und mit sich selbst auszumachen.

5.5 Kommunikation mit dem sozialen Umfeld verbessern

Sprachregelungen überlegen

Nachdem die Familie von den Ärzten und Therapeuten die Diagnose einer FNS oder Konversionsstörung erhalten hat, stellt sich unmittelbar die Frage, in welcher Form und mit welchen Worten man diese Diagnose dem weiteren sozialen Umfeld (Verwandtschaft, Nachbarschaft, Freundeskreis, Schule) vermitteln kann. Es gilt, die richtigen Worte zu finden, nicht zuletzt, um die Zugehörigkeit und Unterstützung des Kindes in der Klassengemeinschaft und im Freundeskreis aufrechtzuerhalten.

Grundsätzlich ist es immer ratsam, sich an der Wahrheit auszurichten. Man spart sich die Mühe einer „doppelten Buchführung“, also das Nebeneinander dessen, was man im engeren Familienkreis und mit den Fachleuten teilt, und einer anderen Version, die man nach außen kommuniziert. Neben einem offenen und ehrlichen Umgang ist es aber auch wichtig, Sprachregelungen zu finden, die das Kind vor vielleicht befürchteten Herabsetzungen schützt. Manche betroffenen Kinder und Jugendlichen befürchten, dass sie zum Thema von Gesprächen auf dem Schulhof oder gar zum „Opfer“ werden. Das ist ein ernstzunehmendes Anliegen. Deshalb sollte man die Sprachregelungen mit dem Kind abstimmen. Nachfragen sind sowohl an die Eltern als auch an das Kind zu erwarten, darum sollte das jeweils Gesagte zusammenpassen und sich nicht widersprechen. Manche Nachfrage empfindet man im ersten Moment vielleicht als Ausdruck purer Neugier und Sensationslust. Das gibt es natürlich, es kann aber auch einfach ein Ausdruck von Ratlosigkeit sein, da die Umgebung sich überfordert fühlt und sich unsicher ist, wie man mit dem Kind jetzt umgehen soll. Soll man dem Kind bei Anforderungen im Alltag helfen oder es lieber allein machen lassen? Soll man mit ihm das Gespräch suchen oder wäre dies unangemessen, ja sogar distanzlos und übergriffig? Nachfragen an die Eltern sind häufig erst einmal wohlmeinender Ausdruck von solcher Suche nach Orientierung, mitfühlendem Interesse und Sorge.

Bei einem Kind kann auch die Sorge entstehen, als Simulant verdächtigt zu werden. Vielleicht denken Außenstehende, es will sich „nur wichtigmachen und sucht Aufmerksamkeit“ oder sie könnten es sogar als „verrückt“ bezeichnen, so die Befürchtung. Auch bei den Eltern kann sich eine ähnliche Befürchtung einstellen, nämlich dass Kollegen, Nachbarn oder Freunde so etwas denken könnten, dies aber nicht offen äußern. Tatsächlich sprechen manche Personen aus dem sozialen Umfeld solche Gedanken nicht offen aus, weil sie befürchten, sich am Ende zu täuschen und falsche Unterstellungen gemacht zu haben. Ohne klare Sprachregelung kann es zu Kommunikationsproblemen zwischen der Familie und ihrer sozialen Umgebung kommen, sobald man auf die rätselhaften Symptome zu sprechen kommt.

Als allgemeine Richtschnur kann formuliert werden: So viel Offenheit und Wahrheit wie möglich und so viel angepasste Sprachregelung wie nötig. Die Erfahrung zeigt, dass es ratsam ist, zur Erklärung der Symptome keine andere, zum Beispiel neurologische, Erkrankung vorzuschieben. Man geht damit das Risiko ein, dass die soziale Umwelt sich – auch mit einer gewissen Berechtigung – „hintergangen“ fühlt, wenn die „Geschichte auffliegt“. Dies kann Beziehungen mehr irritieren als die offene Mitteilung der Diagnose einer FNS.

Man kann den medizinisch ja vollkommen korrekten Begriff der „Funktionellen neurologischen Störung“ nutzen. Ergänzen kann man die Diagnose mit der Aussage, dass glücklicherweise keine Schädigung des Nervensystems vorliegt, sondern „nur“ die Kommunikation und Signalübertragung zwischen Teilen des Nervensystems und/oder anderen Teilen des Organismus beeinträchtigt sind. Außerdem kann man sehr gut die in Kapitel 4.1 dargestellten biologischen, stammesgeschichtlich vorgebahnten Mechanismen am Beispiel des Totstellreflexes erklären. Eine das Kind entlastende Botschaft lautet, dass es als „Erbe aus der Evolution“ augenscheinlich noch eine entsprechend starke, leicht auslösbare Reaktion aufweist. Wie ausführlich man dann auf psychische Faktoren als Hintergründe und Auslöser eingeht, kann man dann je nach Vertrauensverhältnis zum jeweiligen Gegenüber entscheiden und die Informationen entsprechend „dosieren“. Auch Vergleiche können helfen, die Diagnose verständlich zu machen. In den folgenden Kästen sind vier Beispiele für anschauliche Vergleiche aufgeführt.

Ein dissoziativer Anfall ist wie der Absturz eines Computers

Der folgende Vergleich eines dissoziativen Anfalls mit einem abstürzenden PC macht plausibel, dass ein „Absturz" schon allein aufgrund einer Systemüberlastung auftreten kann:

- Bei einem dissoziativen Anfall stürzt das Gehirn ab wie ein Computer. Ein Computer stürzt ab, wenn man im Arbeitsspeicher zu viele oder komplexe Programme geladen hat.
- Die Ärzte haben die Hardware des Gehirns untersucht, sie ist vollständig intakt. Auch wenn ein Computer abstürzt, ist die Hardware meistens intakt.
- Wie bei dem Computer haben wir augenscheinlich ein Problem bei der Software bzw. den Programmen, die im Arbeitsspeicher geladen werden.
- Das Gehirn ist überlastet mit „Sorgen-Programmen", die zu komplex oder fehlprogrammiert sind und so die Kapazität des Arbeitsspeichers überfordern.
- Das Gehirn hilft sich bei Überlastung oder Fehlprogrammierung mit einem Systemabsturz, hier also einem dissoziativen Anfall.

Ein dissoziativer Anfall ist wie ein Kurzschluss im Haus

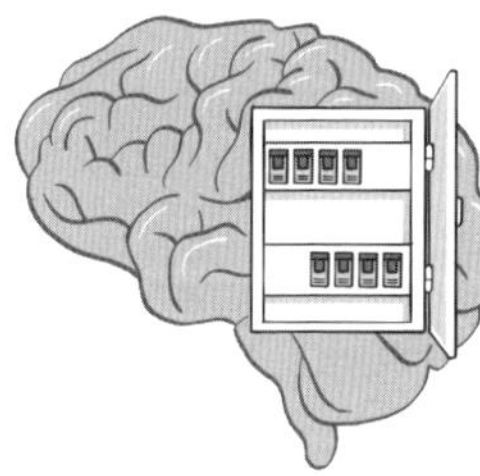
© Klaus Gehrmann

- Ein dissoziativer Anfall ist wie ein elektrischer Kurzschluss im Haus. Wenn man in einer Wohnung sehr viele Elektrogeräte gleichzeitig anstellt, so kann das Stromnetz unter der Überlastung zusammenbrechen. Dann springt die Sicherung heraus, um die elektrische Anlage vor Überlastung zu schützen. Wenn eine Sicherung herausspringt, ist also nicht die elektrische Anlage kaputt, sondern es lastet zu viel Spannung darauf.
- Bei einem dissoziativen Anfall reagiert das Gehirn auch mit einem Kurzschluss. Das Gehirn reagiert mit einem Anfall, wenn es vor Aufgaben steht, die so viel Energie fressen, dass eine Überlastung des Nervensystems droht. Auch bei den dissoziativen Anfällen handelt es sich um einen solchen Schutzmechanismus.
- So wie Elektriker bei der Installation des Stromnetzes immer auch Sicherungen einbauen, um für den Fall von Überlastungen die Elektrik im Haus

zu schützen, so hat die Evolution bei Tieren und bei Menschen ebenfalls Schutzmechanismen für den Fall einer Überlastung eingebaut. Angriff, Flucht, Totstellreflexe und weitere Instinkte und Reflexe sind solche Schutzmechanismen bei Tier und Mensch. Einem dissoziativen Anfall können solche biologischen Schutzmechanismen zugrunde liegen.

- So wie in manchen Wohnungen die Sicherungen leichter herausspringen als in anderen Wohnungen, so können auch bei manchen Kindern und Jugendlichen die Schutzreflexe leichter aktiviert werden und – bildlich gesprochen – die Sicherungen leichter herausspringen als bei anderen. Manche Wohnungen haben eine besondere Empfindlichkeit des Stromnetzes erworben, etwa wenn Nässe in das Mauerwerk eingedrungen ist und die Kabel nass sind. Dann braucht es nur wenig Strombelastung auf dem Netz und schon springt die Sicherung heraus. Auch manche Kinder und Jugendliche haben in ihrer Lebensgeschichte eine besondere Empfindlichkeit entwickelt. Bei ihnen braucht es nur eine geringe Belastung und schon springen die Schutzreflexe an, zum Beispiel in Form von dissoziativen Anfällen.
- Eine wichtige Aufgabe für die Familie und die Fachleute ist es daher zu verstehen: Welche Anforderungen im Leben des Kindes sind besondere Energiefresser? Wo finden wir Stromverbraucher, bei denen die Spannung so hoch ansteigt, dass das Gehirn sich nur zu helfen weiß, indem es kurzfristig die Sicherung herausspringen lässt und den Strom abstellt?
- Gibt es bestimmte „nasse Kabel" im früheren oder jetzigen Leben Ihres Kindes, die es besonders empfindlich machen, auch schon bei geringeren Belastungen mit Schutzreflexen zu reagieren?
- Manchmal sind bestimmte Stromverbraucher im Haus sehr versteckt. Das ist bei den Stromverbrauchern im Gehirn oft genauso. Der Elektriker muss dann mit einem Spannungsprüfer die Leitungen durchprüfen. Auch bei dissoziativen Anfällen sollten sich alle Beteiligten gemeinsam auf die Suche nach Energiefressern im Leben des Kindes machen.

Eine Gangstörung oder Lähmung ist wie eine durchgetretene Kupplung beim Auto

- Eine Gangstörung oder eine Lähmung in den Gliedmaßen ist wie eine durchgetretene bzw. „schleifende" Kupplung im Auto.
- Der Motor läuft zwar komplett rund, vielleicht gibt man auch noch extra viel Gas und der Tourenzähler zeigt die hohe Anzahl an Umdrehungen im Motor an, aber die Räder drehen sich doch nicht und das Auto kommt nicht richtig

von der Stelle. Die durchgetretene bzw. schleifende Kupplung überträgt die Kraft des Motors nicht mehr über das Getriebe an die Räder.
- So ähnlich verhält es sich auch mit der Gangstörung oder Lähmung. Das Gehirn (der Motor) gibt zwar das Signal loszugehen (zu fahren), aber die Übertragung funktioniert nicht. Die Beine (die Räder) bewegen sich nicht. Die Signalübertragung ist unterbrochen.

Eine Gangstörung oder Lähmung ist wie ein verstimmtes Klavier

- Die Bewegungsstörung ist wie ein verstimmtes Klavier. Ein verstimmtes Klavier bringt falsche, unharmonische, schiefe Töne hervor. Auch die Bewegungen des Kindes (z. B. beim Gehen) sind irgendwie unharmonisch und in gewissem Sinne schief.
- Wenn ein Klavierbauer oder ein Musiker ein verstimmtes Klavier aufmacht und von innen untersucht, stellt er fest: Das Klavier ist nicht kaputt, es ist vollkommen in Ordnung. Trotzdem ist richtig: Es macht schiefe Töne!
- So ist es auch bei der Bewegungsstörung: Die Untersuchung der Nerven und des Gehirns zeigt: Die Nerven sind genauso in Ordnung wie die Saiten in einem verstimmten Klavier. Das Klavier ist nicht kaputt, es ist nur verstimmt. Genauso ist das Gehirn nicht beschädigt, es ist ebenfalls nur „verstimmt", jedenfalls in den Teilen, die die Bewegung steuern.
- Was müssen wir tun? Wir müssen das Klavier neu stimmen. Dafür brauchen wir ein feines Gehör.
- Bei der Bewegungsstörung müssen wir auch genau hinhören und das Leben des Kindes dort neu stimmen, wo es momentan verstimmt ist.

Umgang mit ungebetenen Ratschlägen

Vielleicht haben Sie auch schon einmal „anstrengende" Erfahrungen mit Freunden, Verwandten und Kollegen gemacht, die mit ihrer Unterstützungsbereitschaft über das Ziel hinausschießen können. Sie bekommen immer neue Ratschläge, von denen Sie innerlich spüren, dass sie nicht passen und Ihnen letztlich nicht wirklich helfen. Sie kommen in die Not, diese Ratschläge entweder aufgreifen oder zurückweisen zu müssen, was Ihnen wiederum wehtut, weil Sie die lieb gemeinten Hilfsangebote nicht einfach ablehnen möchten. Vielleicht werden Ihnen Ergebnisse aus Internetrecherchen präsentiert, vielleicht werden Sie auf Experten verwiesen, die Sie „unbedingt“ aufsuchen sollten, oder Ihnen wird vermittelt, welches Medikament Sie ausprobieren „müssen“. Sie geraten in die unbequeme Lage, dass Sie diplomatisch erklären müssen, dass Sie das alles nicht verfolgen möchten. Vielleicht bleibt am Ende bei Ihnen auch noch das unangenehme Gefühl bestehen, dass Sie diese Tipps hätten weiter verfolgen sollen und Sie damit eine Chance vertan haben.

Was also tun? Eine Möglichkeit ist, taktvoll und dennoch klar zu äußern, was man sich wünscht, zum Beispiel: „Du kannst mir gern Ratschläge zu FNS und ihrer Behandlung geben, aber bitte habe auch Verständnis, wenn ich diese nicht umsetze.“ Man tut den mitunter überforderten Freunden auch einen Gefallen, wenn man ihnen sagt, wie sie Gutes tun können. Dies muss nichts mit FNS zu tun haben. Es kann auch schlicht ein gemeinsamer Fahrradausflug oder ein launiger „Mädelsabend“ sein, der einmal von der Erkrankung des Kindes ablenkt und für gute Laune sorgt.

5.6 Schulbesuch und weitere Aktivitäten beibehalten und wiederaufnehmen

Schulbesuch aufrechterhalten

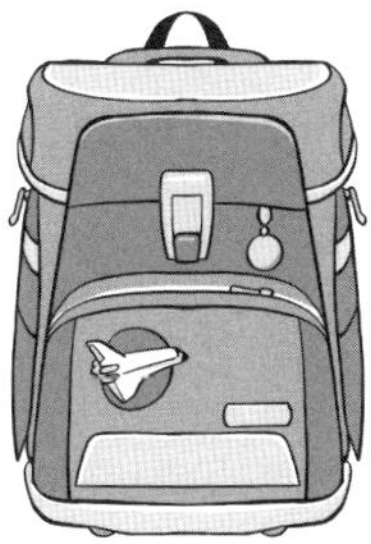

© Klaus Gehrmann

Manche Kinder und Jugendliche mit FNS haben schon viele Tage in der Schule gefehlt. Sie zögern, in die Schule bzw. den Unterricht wieder zurückzukehren, oder sie weigern sich sogar hartnäckig. In diesem Fall sollte das Ziel sein, gemeinsam mit dem Kind bzw. dem Jugendlichen die äußeren wie inneren Hindernisse genauer zu verstehen, um diese dann möglichst aus dem Weg zu räumen. Denn: Je länger das Kind bzw. der Jugendliche der Schule fernbleibt, desto schwieriger wird es, im Unterricht und bei den Mitschülern Anschluss zu finden. Schule ist nicht nur ein Ort zum Lernen. Sie ist auch ein Raum für sozialen Kontakt und hilft, den Tagesablauf zu strukturieren. Außerdem bietet die Schule auch einen Ausgleich zum Alltag zu Hause, in dem sich gerade alles um die FNS dreht. Und nicht zuletzt ist die Schule auch ein Ort für altersgerechte Anforderungen an Leistungen mit Verpflichtungen wie morgendlichem Aufstehen, Hausaufgaben und Prüfungen – also ein Raum für das Beibehalten einer ganz normalen Entwicklung und damit ein Schutz davor, sich immer weiter in eine ungesunde Sonderrolle zu manövrieren.

Hindernisse bei der Wiederaufnahme des Schulbesuchs und deren Überwindung

Die Gründe, die einem Schulbesuch bzw. dessen Wiederaufnahme entgegenstehen, können sehr unterschiedlich sein. Es ist hilfreich, diese auseinanderzuhalten, damit der richtige Ansatz zum Wiedereinstieg gefunden wird:

- *Wahrgenommene körperliche Einschränkungen.* Bei starken Bewegungseinschränkungen oder Sinnesbeeinträchtigungen kann vorschnell die Schlussfolgerung gezogen werden, eine Beschulung sei mit übermäßigem praktischem Aufwand verbunden und das Kind könne vom Unterricht nicht wirklich profitieren. In Zeiten des inklusiven Unterrichts, also der gemeinsamen Beschulung von Kindern mit und ohne Beeinträchtigungen, verfügen die meisten Schulen über praktische Unterrichtshilfen, um solche Einschränkungen ausgleichen zu können. Im Zweifelsfall kann man sich auch beispielsweise bei einer Förderschule für „körperliche und motorische Entwicklung“ (z.B. bei Lähmungen oder Gangstörungen), für „Hören“ (bei dissoziativen Hörstörungen), für „Sehen und Kommunikation“ (bei dissoziativen Sehstörungen) über solche Hilfen informieren. Oftmals können schon kleinere Unterstützungsleistungen, wie die gezielte Auswahl des Sitzplatzes im Klassenraum, große Wirkung auf die Teilhabe im Unterricht und in der Klassengemeinschaft erzielen. Die technischen Hilfen und organisatorischen Anpassungen dürften sich im Regelfall nicht deutlich von denen unterscheiden, die man auch bei Kindern mit „normalen“ Beeinträchtigungen und Behinderungen unterstützend einsetzen kann. Diese Hindernisse sind offensichtlich und können im Zusammenwirken mit der Schule und eventuell zusätzlich mit therapeutischer Unterstützung angegangen werden. Wenn das Kind – oder auch die Eltern oder die Schule – trotz aller Anpassungsmöglichkeiten dennoch mit dem Schulbesuch hadert, sollte man prüfen, ob nicht doch noch andere Gründe vorliegen, die vielleicht nicht so leicht anzusprechen sind. Zum Beispiel könnte es einer der folgenden Gründe sein.
- *Es fehlt noch eine stimmige Sprachregelung.* Vielleicht hat die Familie noch keine stimmigen, gesichtswahrenden Formulierungen gefunden, mit denen

das Störungsbild anderen gegenüber erklärt werden kann. Es gilt also, ein entsprechendes Drehbuch zu entwerfen, mit dem das Kind auch Nachfragen der Mitschüler schlüssig beantworten und selbstsicher „parieren" kann. Am besten wartet man nicht erst auf Fragen, sondern erzählt direkt und ungefragt, was los ist. Damit strahlt man eine gewisse unaufgeregte Selbstverständlichkeit aus. Eltern, Klassenlehrer und Kind stimmen miteinander ab, wer den Wiedereintritt in den Unterricht ankündigt und dabei erläutert, warum das Kind längere Zeit gefehlt hat. Wenn das Kind sich dies zutraut, sollte es selbst diese Rolle übernehmen. Ein Lehrer kann die Klasse auffordern, unterstützend und nicht ausgrenzend mit dieser Situation umzugehen. Es kann hilfreich sein, das Kind vorab zu fragen, vor welchen möglichen Kommentaren es sich am meisten fürchtet, damit es diese mit entsprechender Vorbereitung gut parieren kann. Auch ist zu klären, ob das Kind schon einmal mit Mobbing konfrontiert wurde und entsprechend sensibilisiert ist und ob so etwas jetzt erneut passieren könnte.

- *Angst, als „Schulschwänzer" bezeichnet zu werden.* Wenn nach einer längeren Phase der Schulabwesenheit der Wiedereintritt in den Schulbesuch geplant wird, kann das Kind Angst vor dem Vorwurf entwickeln, die gesamte bisherige Zeit die Schule geschwänzt zu haben. Hier kann – genau umgekehrt – herausgestellt werden, dass das Kind sich ganz bewusst dafür entschieden hat, jetzt wieder am Unterricht teilzunehmen, um den Kontakt zu den Freunden nicht zu verlieren, den Schulstoff nicht zu versäumen und trotz seiner Einschränkungen so weit wie möglich am normalen Leben teilzunehmen.
- *Angst der Schule/Lehrkräfte vor Krisensituationen während des Unterrichts oder auf dem Schulhof.* Lehrkräfte können gegebenenfalls verunsichert auf die Symptomatik reagieren. Sie wissen nicht, ob und wie sie bei akuten Symptomen reagieren sollen. Wie sollen sie beispielsweise mit einem dissoziativen Anfall während des Unterrichts oder auf dem Schulhof umgehen? Aus medizinischer Sicht kann dem Kind bei einem dissoziativen Anfall in aller Regel nichts passieren. Im Einzelfall sind die individuellen ärztlichen Empfehlungen für das Kind zu berücksichtigen und mitzuteilen. Diese Empfehlungen konzentrieren sich meistens auf die Botschaft aufzupassen, dass das Kind sich bei einem Anfall nicht verletzt, auch wenn eine Verletzung durch Sturz in der Regel unwahrscheinlich ist und übrigens auch zu Hause passieren könnte. Ohne hinreichende Aufklärung besteht die Gefahr, dass Lehrkräfte überreagieren und zum Beispiel den Notarzt alarmieren. Dies ist in medizinischer und vor allem therapeutischer Hinsicht je-

doch überflüssig und sogar schädlich. Es liegt keine Epilepsie vor und es gibt daher auch keinen Bedarf einer Notfallbehandlung (Bei Kindern, die sowohl an epileptischen wie dissoziativen Anfällen leiden, sollte man den Rat des Arztes einholen). Bei einem dissoziativen Anfall sollte man ruhig abwarten, bis der Anfall vorüber ist.

- *Infoschreiben zur Erkrankung mit sich führen und Vertrauensperson bestimmen, statt Notarzt zu alarmieren.* Alarmierte Notärzte, die das Kind nicht kennen, können einen dissoziativen Anfall oft nicht als solchen erkennen, sondern lassen sich sicherheitshalber von der Verdachtsdiagnose eines epileptischen Anfalls leiten. Sie verabreichen dann unnötige und unwirksame Notfallmedikamente und veranlassen einen Transport in die Klinik. Wenn das Kind dort nicht bekannt ist, wird in der Klinik eine überflüssige Eingangsdiagnostik veranlasst. Solche Abläufe stehen dem Ziel einer Eingrenzung überflüssiger Diagnostik entgegen und sollten vermieden werden. Dem Kind tut es nicht gut, wenn es durch einen Notarzteinsatz zum tagelangen Pausengespräch wird. Vielmehr sollte es zwischen Eltern und Schule Absprachen geben, wie Lehrkräfte bei einem dissoziativen Anfall in der Schule reagieren sollten. So könnte ein Freund des Kindes, eine bestimmte Lehrkraft, eine Fachkraft im Schulsekretariat oder irgendeine andere Vertrauensperson bei einem dissoziativen Anfall hinzugezogen werden und einfach nur beim Kind bleiben und darauf achten, dass es sich nicht verletzt. Zudem könnte das Kind ärztliche Empfehlungsschreiben zum richtigen Vorgehen ständig bei sich führen. Ein solches Schreiben kann Laien oder hinzugerufene Ärzte mit wenigen Worten zum Störungsbild informieren und das richtige Verhalten beschreiben. Nicht zuletzt wird so auch dem juristischen Bedürfnis von Lehrkräften und weiteren anwesenden Personen, sich haftungsrechtlich gegen den Vorwurf einer unterlassenen Hilfeleistung abzusichern, Genüge getan. Der behandelnde Arzt, der das Kind am besten kennt, kann ein solches Infoschreiben ausstellen.
- *Einen gestuften Plan zur Wiederaufnahme des Schulbesuchs entwickeln.* Eltern und Schule sollten sich über einen gestuften Weg der Wiederaufnahme des Schulbesuchs verständigen. Sinnvoll ist es, in den ersten Tagen mit nur ein oder zwei Stunden Unterricht zu beginnen. Die minimalen Anforderungen zu Beginn stärken die Zuversicht, den Wiedereinstieg in den Unterricht bewältigen zu können. Auch das Aufholen des versäumten Schulstoffs wird schrittweise gesteigert, zunächst im häuslichen Setting, dann zunehmend durch das Ausdehnen des Unterrichtsbesuchs.

Mobilisierung und Wiederaufnahme von Aktivitäten und Kontakten

Aktivierung und Mobilisierung sind ein übergeordnetes Therapieprinzip bei FNS und umfassen auch die Fortführung bzw. Wiederaufnahme von Hobbys, sozialen Kontakten und normalen Alltagsaktivitäten. Das alles trainiert und stabilisiert „ganz nebenbei“ auch Muskeln und Nerven, aber auch die Stimmungslage und die Psyche. Es gilt, möglichst konsequent am Leben weiter teilzunehmen und dazu alle Spielräume kreativ an die neue Situation anzupassen und diese dann konsequent zu nutzen, auch wenn der „innere Schweinehund“ manchmal Protest anmeldet. Es gilt zu bedenken: Wenn sich zusätzlich zu den Belastungen durch die Symptome noch weitere Einschränkungen im Alltagsleben einstellen, insbesondere in Bereichen, die früher einmal die Lebenszufriedenheit des Kindes und der Familie ausgemacht haben, so wird sich die Stimmungslage des Kindes zunehmend weiter verschlechtern. Es gilt auseinanderzuhalten, welche Verschlechterungen des psychischen Wohlbefindens tatsächlich der FNS im engeren Sinne zuzurechnen sind und welche den Umstellungen, Einbußen und Verzichtleistungen im Alltag. Letztere können direkt und aktiv angegangen werden. Hobbys und Sozialkontakte sind schneller aufgegeben als wieder neu aufgebaut. Es lohnt sich, gemeinsam kritisch der Frage nachzugehen, ob so mancher Rückzug (aus Sportkursen, Hobbys, Freundeskreis) wirklich unbedingt erforderlich ist.

Liegen schon starke Einschränkungen vor, sollte – allein oder mit therapeutischer Hilfe – ein systematischer Plan zum Aufbau von Aktivitäten entwickelt und mit Unterstützung der Familie umgesetzt werden. Dazu gelten folgende Empfehlungen:

- Die Anforderungen sollten zunächst sehr niedrig angesetzt werden, um schnelle Erfolgserlebnisse und Stolz auf Fortschritte zu erzeugen.
- Sportliche Mobilisierung und soziale Kontakte sollten kreativ miteinander verknüpft werden. Wenn das Kind zum Beispiel vorher Mitglied eines Sportvereins war und regelmäßig Sport trieb, kann geschaut werden, wie Bewegungsübungen so angepasst werden können, dass sie weiter im Rahmen des Sportvereins praktiziert werden können.
- Die Eltern können den Aufbau von Aktivitäten mit Belohnungen und angenehmen Aktivitäten unterstützen (z. B. Besuch von Lieblingsplätzen, Picknick, Zoobesuch usw.). Es sollte auch überlegt werden, welche Aktivitäten gemeinsam mit Freunden und Klassenkameraden durchgeführt werden

können, ohne dass das Kind sich schämt und ohne dass zu viel Rücksicht auf seine Beeinträchtigungen genommen werden muss.

Einschränkungen im Alltag hinterfragen

Es lohnt sich, den Tagesablauf gezielt dahingehend zu überprüfen, welche Einschränkungen tatsächlich zwingend und unausweichlich sind und welche vielleicht auch nicht. Vielleicht ist man stillschweigend in manche falsche Gewohnheit hineingerutscht. Vielleicht hat man dem Kind aus elterlichem Mitgefühl manche Anforderung abgenommen, die es eigentlich noch erfüllen kann. Der gut gemeinte Impuls von Vater und Mutter, dem Kind eine Geste von Trost, Ausgleich und Wiedergutmachung für manche Entbehrung senden zu wollen, indem man ihm die eine oder andere Aufgabe abnimmt, ist menschlich mehr als verständlich. Aber es empfiehlt sich zu überlegen, ob man dem Kind oder Jugendlichen damit wirklich einen Gefallen tut. Durch zu viel „Schonung" büßt das Kind vielleicht weitere Fertigkeiten ein, verliert soziale Kontakte und verpasst manche Gelegenheit, seine Motorik bei Alltagsverrichtungen zu trainieren. Zudem besteht die Gefahr, dass das Kind schleichend ein negatives Bild von sich selbst entwickelt. Es verallgemeinert seine sehr speziellen Beeinträchtigungen zu einer Vorstellung von sich selbst als schwach, abhängig von der Fürsorge anderer und insgesamt eingeschränkt. Die Hilfestellungen fürsorglicher Bezugspersonen signalisieren dem Kind unterschwellig, dass man es ihm nicht zutraut, sich selbst zu helfen und zu organisieren. Solche wiederkehrenden Erlebnisse können auf Dauer das Selbstbewusstsein aushöhlen. Es kann ratsam sein, diese Problematik dem Kind altersangemessen mitzuteilen, damit es die Zurückhaltung der Eltern oder auch der Lehrkräfte, ihm etwas abzunehmen, richtig versteht. Dem Kind sollte verständlich gemacht werden, dass es trotz seiner Beeinträchtigungen so viel wie möglich üben sollte, um am normalen Leben teilnehmen zu können.

Eine gute Möglichkeit, den Aufbau von Aktivitäten zu fördern, ist, sich zunächst einmal einen Überblick über die aktuellen Aktivitäten im Laufe eines Tages und die Aktivitäten an einem typischen Tag vor dem Beginn der FNS zu verschaffen. Am besten macht man eine Liste mit all den Aktivitäten, die stillschweigend weggefallen sind oder die andere für das Kind übernommen haben. Je nach Beschwerdebild kann notiert werden, wie viele Stunden das Kind in seinem Zimmer, auf dem Sofa oder sogar im Bett verbringt, wie oft, wie lange und zu welchen Aktivitäten es das Haus verlässt, immer im Vergleich zu der Zeit vor der Erkrankung. In dieser Übersicht kann dann mit unterschiedlichen Farben gekennzeichnet werden, welche Aktivitäten durch FNS unweigerlich eingeschränkt sind (rote Farbe) und welche Aktivitäten man erneut aufnehmen können, wenn man sie etwas kreativ an die Einschränkungen anpasst (grüne Farbe). Vermutlich wird man feststellen, dass die eine oder andere Aktivitäten, die aufgegeben wurde, aus Scham aufgegeben wurde und nicht aufgrund der Beeinträchtigung, z. B. weil man sich mit den Symptomen nicht vor Bekannten oder gar Fremden zeigen möchte. Wenn sich also der Lebensradius nicht mehr als unbedingt nötig verengen soll, gilt es mit der zentralen Herausforderung bei FNS umzugehen, nämlich einen Weg zu finden, selbstbewusst zur Erkrankung zu stehen und aufgegebene Aktivitäten wieder aufzunehmen.

5.7 Physiotherapie bei FNS

Frühzeitig mit Bewegungstherapie starten

Auch wenn der diagnostische Prozess sich länger hinzieht, so können manche Behandlungsmaßnahmen schon frühzeitig begonnen werden. Physiotherapeutische (krankengymnastische) Übungen können die Funktion der beeinträchtigten Bewegung verbessern, auch wenn man die Ursachen der Erkrankung noch nicht kennt. Training hilft in jedem Fall, also vollkommen unabhängig davon, ob sich später eine neurologische oder eine dissoziative, also psychisch mitbedingte Bewegungsstörung herausstellen wird. In jedem Fall profitiert das Kind davon, die Muskeln und versorgenden Nervenbahnen seiner betroffenen Gliedmaßen zu trainieren. Schonung und Passivität (also z. B. nur noch auf der Couch zu liegen) dagegen schwächt Kraft und Koordination von Muskulatur und Nervensystem in jedem Fall.

Übungsprinzipien

Physiotherapeutische Mobilisierung, Aktivierung und Bewegungstraining können bei dissoziativen Bewegungsstörungen wesentlich zum Therapieerfolg beitragen. Wenn Dissoziation bedeutet, dass das geordnete Zusammenspiel zwischen Nervensystem und Muskulatur unterbrochen ist, so bedeutet dies im Umkehrschluss, dass alle Bewegungsübungen, bei denen man den Kontakt zwischen Gehirn und Muskulatur wieder anbahnt, grundsätzlich hilfreich sind. Dies ist das grundlegende Therapieprinzip. Dieses Therapieprinzip ist übrigens gar nicht so viel anders als bei der Physiotherapie bei neurologischen Grunderkrankungen (z. B. bei der Spastik einer Zerebralparese). In jedem Fall wird dem Verlust von Muskelkraft entgegengewirkt, vor allem aber wird die Feinabstimmung zwischen Nervensystem und Muskulatur trainiert.

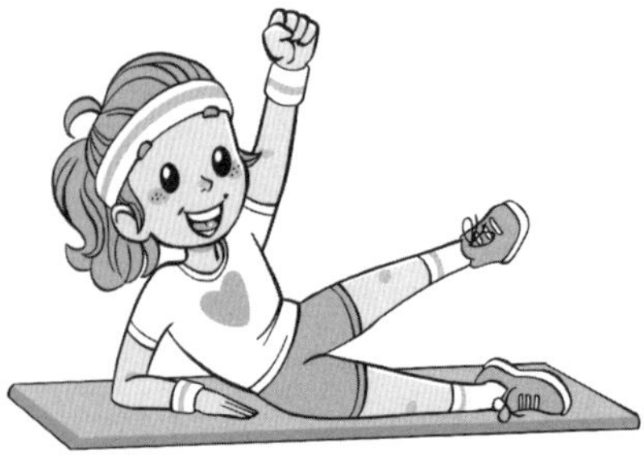

© Klaus Gehrmann

Sogar beim normalen Sporttraining gesunder Menschen kommen dieselben Prinzipien zur Anwendung. So werden beim Basketballtraining mit jedem Korbwurf die Nervenverbindungen zwischen dem Gehirn (Einschätzung des nötigen Krafteinsatzes beim Korbwerfen), dem Sehnerv (Beobachtung der Flugbahn) und der Muskulatur im Körper verfeinert. Je mehr man übt, desto präziser wird der Wurf und damit die Trefferquote. Folgende Prinzipien gelten im Grunde bei jeder Art von Training, und zwar für gesunde Personen, für Personen mit neurologischen Grunderkrankungen und für Personen mit FNS:

- Die Auswahl und Durchführung der entsprechenden Übungen kann mit physiotherapeutischer Anleitung erfolgen. Eltern und Kind können aber auch ohne professionelle Hilfe selbst aktiv werden. Ausgehend vom aktuellen Zustand der individuellen Beeinträchtigungen überlegt man den nächsten Etappenschritt zu einer etwas verbesserten Bewegungsausführung. Dann denkt man sich passende Übungen dazu aus und baut diese als Routine in den Alltag ein.
- Als Faustregel gilt, dass es nicht unbedingt auf die krankengymnastischen Feinheiten einer bestimmten Übung ankommt, sondern auf das Engagement und die Ausdauer bei der Umsetzung. Auch in dieser Hinsicht unterscheidet sich das Bewegungstraining bei FNS nicht von dem bei gesunden oder neurologisch erkrankten Personen: Für einen nachhaltigen Trainingserfolg durch Jogging, Nordic Walking, Turnen, Gymnastik, Yoga und alle anderen Formen gesunden Bewegungstrainings ist die Regelmäßigkeit vielfach entscheidender als die perfekte Durchführung bestimmter Bewegungsabläufe.

- Um sich wechselseitig zu motivieren, kann man eine „familiäre Sportgruppe" gründen. Beispiel: Die Mutter macht Yoga-Übungen, der Vater strampelt auf dem Hometrainer (oder umgekehrt) und das Kind macht seine Bewegungsübungen.
- Das Kind sollte für seine Mitwirkung bei den Bewegungsübungen gelobt werden, sowohl für konkret erzielte Fortschritte, aber noch mehr für sein Durchhaltevermögen und seine Disziplin, vor allem wenn es nur sehr schleppend vorangeht. Wenn das Kind aktuell nicht am Schulbesuch teilnimmt, kann man die Durchführung der Bewegungsübungen zu seinem „persönlichen Schulfach" in seinem „FNS-Unterricht" erklären. Während seine Mitschüler gerade Erdkunde lernen, lernt es „Bewegungskunde bei FNS".
- Normalerweise startet man mit elementaren Bewegungen in den betroffenen Extremitäten. Wenn diese befriedigend ausgeführt werden, kann man die Komplexität und Präzision des Bewegungsmusters schrittweise erhöhen.
- Fast jede Übung kann so ausgestaltet werden, dass sie sich mit normalen Alltagsverrichtungen kombinieren lässt. Schreiben, Malen, Basteln, Kneten, Mahlzeiten einnehmen, Körperpflege usw. können je nach Ausgangszustand geeignete Trainingsfelder bei Beeinträchtigungen in den Armen und Händen sein. Treppensteigen oder ein Fahrrad-Hometrainer können Übungsfelder bei Gangstörungen sein. Krankengymnastische Anleitung hilft bei der genauen Auswahl und Einübung der jeweils nächsten Etappe. Der Physiotherapeut empfiehlt entsprechende Hausaufgaben für die Anwendung im Alltag und wertet diese aus.
- Bei einem fast vollständigen Funktionsausfall können zu Trainingsbeginn passive Übungen angezeigt sein. „Passiv" bedeutet, dass eine andere Person die beeinträchtigten Gliedmaßen bewegt. Grundsätzlich gilt jedoch, dass man möglichst frühzeitig auf aktive, also vom Kind selbst willentlich und bewusst angestrengte Bewegungsimpulse übergehen sollte. Willentlich von der betroffenen Person initiierte Bewegungshandlungen stimulieren den Informationsfluss zwischen Bewusstsein bzw. Gehirn und Muskulatur eindeutig besser. Eine Zwischenstufe kann darin bestehen, dass das betroffene Körperteil zwar passiv von einer anderen Person bewegt wird, das Kind aber aufgefordert wird, die Bewegungsausführung gleichzeitig mental mit seinem Willen zu unterstützen, selbst wenn dies faktisch nicht oder nur minimal zur Bewegungsausführung beiträgt.

- Feedbacktechniken können den Lernerfolg beschleunigen. Das Kind kann sein Gangbild im Spiegel oder auf Video (von den Eltern mit dem Handy aufgenommen) beobachten, um sich seinen fehlgesteuerten Bewegungsablauf zu vergegenwärtigen. Auch hier passt ein Vergleich zum Lernen bei gesunden Personen. Wenn man Skifahren lernt, kann man enorm davon profitieren, wenn man sich dabei filmen lässt, sich die eigenen Schwachstellen im Bewegungsablauf im Video anschaut und dann gezielt versucht zu korrigieren. Eine visuelle Rückmeldung kann also das Bewegungstraining enorm erleichtern und beschleunigen. Allein schon die Beobachtung der eigenen Bewegungsausführung im Spiegel kann hilfreich sein. Dies macht man sich beispielsweise auch beim Balletttraining zunutze, wenn die Bewegungen vor einer großen Spiegelwand eingeübt werden.
- Manche dissoziativen Bewegungsstörungen bessern sich unter gleichzeitiger Ablenkung. Man kann das Kind also eine bestimmte Zielbewegung ausführen lassen und ihm gleichzeitig eine gedankliche Aufgabe stellen (rückwärts zählen, eine Geschichte erzählen, Musik hören, ein Lied singen usw.). Kombiniert man dies mit einer Videoaufnahme, so kann man beurteilen, ob die Bewegungsausführung unter Ablenkung besser oder schlechter wird.

Anregungen für Übungen im Alltag

In den folgenden Kästen werden verschiedene Anregungen für Übungen bei speziellen Symptomen gegeben. Die Übungen müssen auf die Art und den Grad der individuellen Beeinträchtigungen abgestimmt werden. Es empfiehlt sich, an die Übungen experimentell heranzugehen, um herauszufinden, was am besten hilft und welche Übung dem Kind am meisten Spaß macht, sodass es motiviert bleibt.

Übungen bei Gangstörungen bzw. Beinschwäche

Das Kind wird aufgefordert,

- das betroffene Bein zunehmend mit Gewicht zu belasten und dabei die Unterstützung durch Arme und Hände schrittweise zu verringern (z. B. sich statt mit der Hand nur mit den Fingerspitzen abzustützen).
- sich in einer sicheren Umgebung, in der keine Verletzungsgefahr (Iso-Matte, Matratze) besteht, mit Gewichtsverlagerung von der einen Raumseite zur anderen zu bewegen.

- in Vierpunktposition (gestützt auf beide Hände und Knie) bzw. Zweipunktknieposition (gestützt nur auf die Knie) zu kriechen.
- die Gehgeschwindigkeit schrittweise zu steigern.
- während des Gehens eine Melodie zu summen oder ein Lied zu singen (eventuell auch nur stumm im Kopf).
- rückwärts zu gehen. Rückwärtsgehen ist im Gehirn anderes „verschaltet", interessanterweise kann Rückwärtsgehen leichter sein als Vorwärtsgehen.
- zu joggen. Jogging kann es leichter machen, sich flüssig und koordiniert zu bewegen. Das ist ein wenig so wie jemand, der beim Sprechen stottert, aber normal singen kann.
- langsamer zu gehen, indem die Füße nach vorne geschoben werden und die Fußsohle in Kontakt mit dem Boden bleibt (Bewegungsmuster wie beim Skilanglauf).
- Bewegungsabläufe zu variieren wie zum Beispiel, mit kleinen Gewichten bzw. Hanteln zu gehen, rückwärts oder seitwärts zu gehen, zu einem festgelegten Rhythmus zu gehen (rhythmisch zu Musik oder zum Zählen: 1, 2, 1, 2 ...), übertriebene Bewegung zu praktizieren (z.B. gehen wie auf hohen Stufen oder die Treppe hinauf oder hinunter).
- das Gehen zu beschleunigen (in einigen Fällen kann dies das Laufmuster verschlechtern).

Übungen bei Tremor in den Gliedmaßen

Bei Tremor in den Armen, Händen oder Fingern wird das Kind aufgefordert,
- aktiv eine Bewegung auszuführen, die den Tremor stört.
- den Tremor bewusst und willentlich in seiner Geschwindigkeit bzw. in seinem Ausschlag zu verändern.
- die vom Tremor betroffene Muskelgruppe abwechselnd aktiv anzuspannen und wieder loszulassen und zu entspannen.
- sich während des Tremors über eine Bewegung in einem anderen Körperteil abzulenken, indem es sich zum Beispiel darauf konzentriert, mit der nicht betroffenen Hand eine Acht in die Luft zu malen.

Bei Tremor in den Beinen oder Füßen wird das Kind aufgefordert, das Gewicht auf den beiden Beinen hin und her zu verlagern, von Seite zu Seite oder von vorne nach hinten, um den Tremor zu irritieren. Wenn sich dabei der Tremor verringert, kann das Kind die Gewichtsverlagerungen langsam ausklingen lassen. Die Gewichtsverlagerung kann beobachtet werden, indem das Kind mit beiden Füßen auf einer Waage steht.

Übungen bei Sehstörungen

Bei Sehschwäche, wie z. B. Verschwommensehen, kann man Übungen machen, die einer ähnlichen Logik folgen wie Bewegungsübungen bei funktionellen Bewegungsstörungen. Auch hier liegt der Sinn der Sehübungen darin, die Verbindungen zwischen dem Sinnesorgan Auge (mit allen seinen Bestandteilen wie Netzhaut, Sehnerv, Pupille) und den zugehörigen Arealen im Gehirn (Sehrinde usw.) durchlässiger zu machen:

- Man kann dem Kind auf einem Bildschirm Texte mit angepasster Schriftgröße zu lesen geben. Man startet mit einer Schriftgröße, die das Kind noch sehr gut lesen kann, und geht dann schrittweise herunter bis zu einer Einstellung, bei der das Kind „gerade noch“ flüssig lesen kann. Die Übung ist ähnlich zu den Tests, die Augenärzte oder Optiker durchführen, wenn sie die richtige Brillenstärke herausfinden wollen.
- Man kann – ebenfalls wie beim Sehtest – variieren, indem man erst ein Auge zukneift oder abdeckt und dann das andere. Man sollte dem Kind schöne Texte anbieten, die es interessiert und gerne liest (Märchen, Sportnachrichten usw.), um die Motivation aufrechtzuerhalten.
- Man kann ganze Lieblingsbücher auf dem Tablet zum Lesen anbieten. Fortschritte sind gut messbar, wenn man beispielsweise feststellt, dass es möglich wird, von Schriftgröße 16 auf 14 überzugehen. Zum Üben können auch Zeitungen gekauft werden, deren Schlagzeilen und Überschriften in der Regel in unterschiedlichen Schriftgrößen gehalten sind. Auch Werbebeilagen in Zeitschriften sind sehr gut nutzbar. Bei diesen kann man neben dem Text auch die Bilder in die Übung miteinbeziehen (z. B. „Für welche Kaffeesorte wird hier geworben?“).

Psychischer Nutzen engagierten Trainierens

Neben der Verbesserung der Kommunikation zwischen Nervensystem und Muskulatur ergeben sich durch das Trainieren zusätzlich psychisch stabilisierende Effekte:

- Das Kind wird in die Förderung seiner Genesung eingebunden und leistet einen wichtigen Beitrag. Der Therapieerfolg liegt nicht allein in der Verantwortung der Ärzte und Therapeuten, sondern eben auch in der Eigenverantwortung des Kindes und seiner Bereitschaft, in Phasen von Lustlosigkeit „dranzubleiben“.

- Dieser Beitrag des Kindes zahlt sich besonders aus, wenn Therapiefortschritte zu verzeichnen sind. Dann kann man dem Kind mit aller Berechtigung auch seinen Beitrag an der Verbesserung anrechnen und es dafür loben. Es darf stolz zu sich selbst sagen: „Ich habe unter großer Kraftanstrengung meine Muskeln trainiert und es schließlich geschafft, die Kontrolle über meine Bewegungen zurückzugewinnen und wieder gesund zu werden. Darauf darf ich zu Recht stolz sein!“
- Die Tatsache, dass das Kind selbst einen Beitrag leistet, kann auch hilfreich für Mitteilungen an sein soziales Umfeld und die Schule sein. Es kann davon erzählen, dass es mit regelmäßigen Übungen gegen seine rätselhaften Symptome kämpft. Dies schützt das Kind nicht zuletzt auch vor einem vielleicht unausgesprochenen Verdacht, es würde nur simulieren. Seine „kämpferische“ Übungspraxis beweist, dass es die Symptome loswerden und nicht weiter „pflegen“ will. Das Kind kann guten Freunden oder sogar der gesamten Klasse seine Übungen zeigen und damit die Glaubwürdigkeit seiner Willensanstrengung belegen.

5.8 Mentales Training und Vorstellungsübungen bei FNS

Das Ziel der Physiotherapie, den Kontakt zwischen Gehirn und Muskulatur durch Übungen wieder zu verbessern, kann man nicht nur durch tatsächlich ausgeführte Bewegungsübungen erreichen, sondern auch, indem man sich die Bewegungsübungen „nur“ vorstellt. Für das Gehirn und seine Lernfortschritte macht es bemerkenswerterweise kaum einen Unterschied, ob man eine Bewegung real oder nur in der Vorstellung ausführt.

Vorstellungsübungen (Imaginationen) und verschiedene Techniken aus dem Bereich des Mentalen Trainings und der Hypnotherapie können bei FNS sehr gewinnbringend genutzt werden. Dies gilt insbesondere für dissoziative Bewegungsstörungen, teilweise aber auch für Sehstörungen und dissoziative Anfälle.

So stellt man sich zum Beispiel bei einer Bewegungsstörung mit geschlossenen Augen vor, dass man von der Symptomatik wieder befreit wäre und sich wie zu gesunden Zeiten bewegen kann. Bei dissoziativen Anfällen bietet sich eine Vorstellungsübung an, die einen „positiven“ Ausgang des Anfalls vorsieht: Das Kind kann sich zunächst typische, erste Anzeichen vorstellen, mit denen sich ein Anfall ankündigt, und führt dann die Übung weiter, indem es sich vorstellt, dass es bei Bewusstsein bleibt und sich wieder stabilisiert, ohne dass der Anfall komplett abläuft.

Der Einsatz von Vorstellungsübungen wird systematisch im Bereich des Leistungssports genutzt, viele Leistungssportler wenden solche Techniken regelmäßig an: Fußballspieler stellen sich mit geschlossenen Augen den exakten Bewegungsablauf ihres Anlaufs, die Stellung ihres Fußes und die Flugbahn des Balles vor, wenn sie einen Elfmeter schießen. Turner, Eiskunstläufer, Skispringer, Turmspringer, Rennfahrer gehen mit geschlossenen Augen und in entspanntem, konzentriertem Zustand ihren angezielten Bewegungsablauf immer wieder durch – vergleichbar mit einem inneren Film, den man immer wieder abspielt. Dies gilt besonders für solche Bewegungsabläufe, die Sportler bei der tatsächlichen Ausführung mental extrem beanspruchen. Die Einprägung des exakt richtigen Bewegungsablaufs gelingt in der Vorstellung oft besser als bei der echten Durchführung, weil man sich noch stärker auf die geistige Planung der Schrittabfolge konzentrieren kann und nicht durch die gleichzeitige Ausführung der Übung beansprucht wird. Auch im Leistungssport geht es darum, die „Verdrahtung“ zwischen den Steuerungszentralen im Gehirn und den ausführenden Muskeln zu verbessern.

Bewegungsübungen und Vorstellungsübungen gehen Hand in Hand. Fußballer können abwechselnd „echte“ Elfmeter schießen oder sich dies nur möglichst genau vorstellen. Turner können am Barren trainieren oder den dazu notwendigen Bewegungsablauf mental immer wieder durchgehen. Menschen mit FNS können in gleicher Weise krankengymnastische Bewegungsübungen und Vorstellungsübungen wirkungsvoll miteinander kombinieren.

Sehr plastische Vorstellungsbilder können entstehen, wenn man versucht, sich möglichst genau daran zu erinnern, wie man in der Vergangenheit, also in noch gesunden Zeiten, bestimmte Bewegungsabläufe bei einer bestimmten Routinetätigkeit ausgeführt hat, z. B.:

- Wie bin ich die Treppe zu unserer Wohnung hochgegangen? Wie habe ich das jetzt gelähmte Bein genau bewegt?
- Wie bin ich auf mein Fahrrad gestiegen, habe mich am Lenkrad festgehalten und zu trampeln begonnen?
- Wie habe ich mein Butterbrot geschmiert?

Neben Vorstellungsübungen, in denen es um eine Zeitreise in die gesunde Vergangenheit geht, können auch Fantasiereisen in eine zunehmend gesunde Zukunft angetreten werden: Das Kind stellt sich vor, wie der Genesungsprozess weiter voranschreitet und wie die Bewegungen etappenweise wieder flüssiger und selbstverständlicher werden. Diese gesündere Ausführung von Bewegungen stellt sich das Kind dann möglichst detailliert wieder in Alltagssituationen vor.

Mögliche Vorstellungsübungen bei Lähmungen und Gangstörungen

- *Sich eine gewünschte Bewegung bildlich vorstellen.* Man stellt sich bildlich vor, wie man eine Treppe hinuntergehen würde, wenn man keine Einschränkung, keine Gangstörung hätte.
- *Positive Sätze als mentale Unterstützung.* Ist die Kraft in einem Bein oder Arm vermindert, richtet man die Aufmerksamkeit auf die noch spürbaren minimalen Bewegungen und die verbliebenen Empfindungen und sagt sich still: „Je länger ich mich auf die winzigen Muskelbewegungen konzentriere, desto stärker werden sie."
- *Zeitreise in die gesunde Vergangenheit.* Sich im Detail vorstellen, wie es sich anfühlt, Schwimmbewegungen beim Kraulen oder Brustschwimmen zu machen, oder wie es sich anfühlt, beim Fahrradfahren in die Pedale zu treten. Man sollte sich nicht davon entmutigen lassen, wenn man beim Schwimmbadbesuch die Erfahrung macht, dass man noch nicht wie früher wieder schwimmen kann. Auch ein Turmspringer, der sich bei seinem mentalen Training einen dreifachen Salto vom Fünfmeterbrett vorstellt, schafft im Training vielleicht nur einen zweifachen Salto. Trotzdem kann die Vorstellungsübung die Fertigkeit zur tatsächlichen Ausführung eines dreifachen Saltos bahnen helfen.
- *Lenkung der Aufmerksamkeit auf die gesunde Extremität.* Man startet damit, sich auf feine, minimale Bewegungen und Empfindungen im gesunden Arm bzw. Bein zu konzentrieren und sich diese vor dem inneren Auge möglichst detailliert vorzustellen. Dann konzentriert man sich auf den betroffenen Arm bzw. das betroffene Bein und versucht, genau diese Bewegung und Empfindung dort ebenfalls zu aktivieren. Man kann dies zusätzlich unterstützen, indem man sich vorstellt, dass die Bewegungen und Empfindungen vom gesunden Arm/Bein zum gelähmten Arm/Bein hinüberfließen.
- *Übertragen von stabileren Phasen aus dem Schlaf.* Manchmal bilden sich Bewegungsstörungen während des Schlafes zurück. Wenn das Kind einwilligt, kann man dies filmen. Das Kind kann das Video für seine Übungen nutzen,

indem es sich vorstellt, die Bewegungen genauso auszuführen, wie es sie im Schlaf gezeigt und im Video gesehen hat. Man nimmt die gebesserte Bewegungsfähigkeit im Schlaf als Beleg dafür, dass die Nervenleitungen vom Gehirn zur Muskulatur im Grunde intakt sind. Das bietet die Chance, die im Schlaf gezeigte Besserung in der Bewegungsfähigkeit in den Alltag zu übertragen. Dazu kann man sich einen Regler vorstellen, der immer mehr Strom durch die Verbindungsnerven durchlässt und damit Kraft und Präzision bei der Bewegung stärkt.

Vorstellungsübungen bei Sehschwäche

- *Vorstellungsübungen mit geschlossenen Augen.* Bei Sehschwäche stellt sich das Kind bestimmte Orte oder Personen so plastisch und detailliert vor, wie es nur geht. Vorab kann auch noch eine Entspannungsübung durchgeführt werden. Die Aufgabenstellung für das Kind lautet: „Bevor wir deine Sehkraft für die Außenwelt trainieren, üben wir deine Sehkraft für innere Bilder bei geschlossenen Augen. Dafür brauchst du deine Augen erstmal nicht." Das Kind stellt sich zum Beispiel seinen besten Freund vor. Es regt die Genauigkeit seiner Vorstellungskraft an, indem es sich zusätzliche Aufgaben gibt: Wie sieht sein Lieblingshemd aus? Wie ist seine Augenfarbe? Seine Haarfarbe? Ist sein Scheitel auf der rechten oder linken Seite? Wie lächelt er typischerweise?
- *Mit inneren Bildern spielen.* In der Vorstellung wandelt man ein rotes Auto in ein blaues Auto um oder der Blick aus dem eigenen Fenster wird von Sonnenscheinwetter in Regenwetter umgewandelt.

5.9 Vorwarnzeichen dissoziativer Anfälle erkennen und zur Beeinflussung des Anfalls nutzen

Typische Vorboten

Manche Symptome kündigen sich durch Vorwarnzeichen an. Das gilt insbesondere für dissoziative Anfälle. Diese Vorwarnzeichen sind durch einen episodischen Verlauf gekennzeichnet, das heißt, sie entwickeln sich aus einem Normalzustand heraus, steigern sich bis in die Anfallssituation und flauen dann nach einigen Minuten wieder ab. Ob und welche Vorwarnzeichen sich vor dem eigentlichen Anfall melden, ist recht unterschiedlich. Der folgende Kasten listet einige typische Körperempfindungen auf. Es lohnt in mehrfacher Hinsicht, die ganz persönlichen Vorwarnzeichen immer genauer kennenzulernen:

- Es stellt sich also die Frage, mit welchen Vorboten sich typischerweise ein dissoziativer Anfall beim Kind ankündigt. Es könnte beispielsweise wie bei Menschen sein, die zur Ohnmacht neigen. Betroffene haben regelmäßig kurz vorher das Gefühl, dass ihnen schwarz vor Augen wird.
- Die Mehrheit der Kinder und Jugendlichen mit dissoziativen Anfällen erlebt solche Vorwarnzeichen nicht jedes Mal und manchmal nur wenige Sekunden lang. Manche Kinder erleben gar keine Vorwarnzeichen.
- Manche Kinder und Jugendliche erleben zwar Vorwarnzeichen, können sich aber nach dem Anfall nicht mehr daran erinnern. Manchmal kann dann ein Freund oder Angehöriger, der den Anfall direkt beobachtet hat, die Erinnerung auffrischen.
- Die Vorwarnzeichen können sich als körperlich spürbare Vorboten, als einschießende Gedanken oder als Gefühle zeigen.
- Manche Körperempfindungen, Gedanken und Gefühle ähneln stark einer Panikattacke. In diesem Fall ist alles auf Alarm gestellt: Die Gedanken rasen und sind kaum zu fassen. Das Gefühl wird beherrscht von der Grundstimmung einer Bedrohung, dabei ist nicht klar abzugrenzen, ob die Bedrohung von außen kommt oder eher von innen, weil der Organismus „verrückt zu spielen scheint“ und die Kontrolle zu verlieren droht. In solchen Vorboten eines dissoziativen Anfalls lassen sich die oben beschriebenen biologischen Schutz- und Alarmprogramme wiedererkennen.

Diese Vorwarnzeichen erkennen zu lernen, kann ein Schlüsselfaktor dafür sein, um dissoziative Anfälle beeinflussen und kontrollieren zu können.

Typische Anzeichen eines beginnenden dissoziativen Anfalls

Gehen Sie die folgenden typischen Anzeichen mit Ihrem Kind gemeinsam durch und besprechen Sie, welche davon es kennt und wie sich diese bei ihm genau anfühlen. Die Anmerkungen in Klammern können im Gespräch zusätzlich helfen, unbegründete Ängste und Sorgen abzubauen.

- Körperliche Empfindungen (z. B. Brustschmerzen, Herzrasen, Atemnot, Schweißausbrüche, Taubheitsgefühl, Kribbeln, Hitzegefühl).
- Gefühle (z. B. Panik; Angst, die Kontrolle über den Körper zu verlieren).

- Gedanken: z. B.
  - „Jetzt geht es gleich wieder los! Was tue ich jetzt am besten?" (Anmerkung: Es hilft, sich zu überlegen, welchen vorab festgelegten Verhaltensplan das Kind in Sekundenschnelle abrufen könnte, wenn sich die allerersten Vorboten eines Anfalls melden.)
  - „Stürze ich hin? Tue ich mir weh? Kann ich mich dabei verletzen?" (Anmerkung: Abschürfungen können vorkommen, ernsthafte Verletzungen sind sehr selten. Verletzungen sind keine Folge des Anfalls, sondern des Sturzes).
  - „Ich will das jetzt nicht! Warum ausgerechnet jetzt?" (Anmerkung: Es lohnt, die Situation im Nachhinein noch einmal genau zu untersuchen. Manche Anfälle sehen zunächst vollkommen zufällig aus, bei genauerer Betrachtung kann man jedoch bestimmte Auslöser, sogenannte Trigger, identifizieren. Die Trigger können in der Außenwelt liegen, also in besonders herausfordernden Situationen, im Körper liegen, also in einem besonderen Anspannungs- und Erregungszustand, oder in der Psyche liegen, also in unangenehmen Gefühlen oder negativen Gedanken).
  - „Ist das jetzt doch Epilepsie?" (Anmerkung: Wenn eine Epilepsie ausgeschlossen ist, wird auch dieser Anfall ein dissoziativer Anfall sein. Falls ein Kind sowohl epileptische als auch dissoziative Anfälle hat, ist es ratsam, die speziellen Vorboten für beide Arten von Anfällen unterscheiden zu lernen).
  - „Wer beobachtet mich und bekommt das mit? Was denken die? Ist das voll peinlich? Wäre ich doch besser zu Hause geblieben!" (Anmerkung: Peinlich ist es nicht. Auch die Umstehenden werden das Geschehen nicht als peinlich erleben. Eher werden sie sich ratlos und hilflos fühlen und sich fragen, was sie am besten tun können, um zu helfen. Nicht mehr aus dem Haus zu gehen, wäre die vollkommen falsche Konsequenz. Du machst die Anfälle nicht absichtlich, du schadest niemandem, der zuschaut. Im Gegenteil, du schenkst ihnen eine Gelegenheit zum Lernen. Du hast ein Recht rauszugehen, auch wenn es passieren kann, dass Menschen deinen Anfall miterleben. Alle Menschen mit Gesundheitsproblemen – und damit auch du – haben ein Recht, am öffentlichen Leben teilzunehmen. Niemand braucht sich zu verstecken. Du darfst dazu stehen, dass du beizeiten Anfälle hast. Du hast dir das nicht ausgesucht. Es wäre es nicht wert, dich zu verkriechen und auf alles draußen in der Welt zu verzichten, was du gerne tust.)
  - „Drehe ich durch und werde verrückt?" (Anmerkung: Bald nach dem Anfall erholt sich das Bewusstsein wieder und kehrt ohne bleibende Schäden zum Normalzustand zurück. Wie bei

einem Laptop, wenn man die Reset-Taste gedrückt hat und das Programm wieder in den Normalzustand hochfährt.)

- „Vielleicht bleibe ich irgendwie behindert nach dem Anfall."
  (Anmerkung: Ein dissoziativer Anfall hinterlässt keine bleibenden Schäden. Wenn er vorbei ist, ist alles wieder so wie vorher).
- „Der Boden tut sich unter mir auf. Sterbe ich gleich?"
  (Anmerkung: Auch wenn am Beginn des Anfalls das Gefühl aufkommt, dass der Körper verrückt zu spielen scheint, und auch wenn viel Angst aufkommt: Niemand stirbt an einem dissoziativen Anfall, also auch du nicht. Der Organismus ist fähig, den Anfall durchzustehen. Du bist fähig, den Anfall ohne Folgeschäden zu erleben. Deine Erfahrung zeigt: Du bist immer wieder gesund zu dir gekommen.)

Zwei Wege der Aufmerksamkeitssteuerung

Es ist sehr aufschlussreich, die eigenen Empfindungen, Gedanken und Gefühle zu beobachten, und die Aufmerksamkeit wie einen Scheinwerfer nach innen auf die Symptomatik zu richten. Dies ist besonders bei solchen Symptomen der Fall, die mehr oder weniger plötzlich auftreten, sich steigern und dann wieder abebben, zum Beispiel dissoziative Anfälle. Kinder und Jugendliche unterscheiden sich darin, welche Aufforderung sie sich innerlich bei einem einsetzenden Anfall geben. Manche versuchen, sich gegen den Anfall zu „stemmen" und sich dagegen zu „wehren". Sie sagen sich zum Beispiel: „Bleib wach!" oder „Lenk dich ab!". Manche lassen sich dagegen innerlich in den Anfall „hineingleiten".

Bei einem beginnenden dissoziativen Anfall hat das Kind mit Blick auf die Steuerung seiner Aufmerksamkeit im Grunde zwei Möglichkeiten. Die erste liegt darin, bewusst und gezielt auf alle Vorwarnzeichen zu achten und diese so bewusst wie möglich zu registrieren und zu beobachten. Daraus können sich Chancen ergeben, den Anfall noch „auszulenken", das heißt im besten Fall noch abzufangen oder immerhin zu lindern und erträglicher zu machen. Die andere Variante verfolgt genau den gegenteiligen Weg. Das Kind versucht sich durch Konzentration auf *andere* innere und äußere Reize möglichst effektiv abzulenken.

Man kann dies mit der Situation vergleichen, wenn man an einem Bahnsteig einen durchfahrenden Zug beobachtet: Man sieht aus der Ferne, wie er auf den Bahnhof zufährt, immer lautere Geräusche macht, dann mit Wucht an einem vorüberfährt und dann wieder aus dem Bahnhof herausfährt. Als Beobachter am Bahnsteig hat man zwei Möglichkeiten:

- Man fixiert mit dem Blick den herannahenden Zug, man lauscht seinem ansteigenden Geräusch. Wenn er ganz nah kommt und vorüberzieht, spürt man den Wind auf der Haut und in der Kleidung, den er mit seiner Kraft erzeugt. Dann zieht er vorbei. Wind und Geräusche ebben ab. Und es ist vorbei. Wir stehen am Bahnsteig wie zuvor.
- Die andere Möglichkeit ist, dass wir in der Ferne den Zug heranfahren sehen. Vielleicht mögen wir solche schnell hindurchfahrenden Züge am Bahnsteig irgendwie nicht. Wir drehen uns vielleicht vom Gleis weg, oder wir vertiefen unseren Blick ins Handy und lesen Nachrichten. Jedenfalls nutzen wir die vielen sich bietenden Möglichkeiten, um uns abzulenken. Vielleicht verfolgen wir mit den Augen sogar, wie der Zug herannaht. Aber gedanklich gehen wir im selben Moment auf die Reise und überlegen, was wir noch einkaufen müssen. Der Zug donnert vorüber und wir hören dies im Hintergrund, aber unsere Aufmerksamkeit (unser geistiger Scheinwerfer) ist auf etwas ganz anderes gerichtet.

Diese zwei Möglichkeiten, den Zug entweder mit allen Sinnen wahrzunehmen oder uns bewusst und gezielt von ihm abzulenken, stehen in gleicher Weise zur Verfügung. So auch wenn ein Anfall sich ankündigt, der sich zunächst kaum merklich steigert, uns erfasst und dann wieder vorüberzieht. Beide Strategien können prinzipiell funktionieren und helfen. Eine Garantie dafür gibt es nicht, aber es lohnt sehr, damit zu experimentieren und auszuwerten, welche Wirkungen die beiden Strategien erzeugen. Beide Strategien sollen im Folgenden ausführlicher erläutert werden.

Achtsam den inneren Scheinwerfer auf den Anfall richten

Manche Menschen mit dissoziativen Anfällen üben Kontrolle über ihre Anfälle aus, indem sie die Haltung entwickeln, komplett auf den Versuch einer Kontrolle zu verzichten. Das klingt sehr paradox und wahrscheinlich unverständlich. Die Idee dabei ist, dass man die Anfälle, ihr Kommen und Gehen, so gut wie möglich „nur" beobachtet, sonst nichts. Die erhoffte Wirkung und

Erleichterung sind, dass die Anfälle bei einer solchen Haltung von Akzeptanz etwas von ihrem Schrecken verlieren. Man malt sie sich nicht als angsteinflößenden Feind aus, den man unbedingt und unerbittlich bekämpfen muss. Man denkt sich den Anfall einfach als eine „Erfahrung“, die man ohne große Bewertung wahrnimmt. Sie wird schon wieder so weiterziehen, wie sie gekommen ist.

Eine solche, für manche betroffene Menschen vielleicht verwunderliche Haltung und ein solcher Umgang mit dem Anfall ist vielleicht vergleichbar mit dem Gefühl, das man hat, wenn man im bewegten Meer (zum Beispiel im Atlantik) schwimmt und eine hohe Welle auf sich zukommen sieht. Man kann die Welle nicht stoppen, dafür hat sie zu viel Kraft. Aber man kann, wenn sie sich nähert, ihr entgegenschwimmen, bevor sie bricht. Dann lässt man sich von der Welle und ihrer Kraft tragen, bis sie schließlich wieder abebbt und ausläuft. Die Idee ist, nicht gegen eine vielleicht übermächtige Welle anzukämpfen, sondern sie genau zu beobachten und gut mit ihrer Energie umzugehen.

Die Strategie, sich nicht gegen den Anfall zu stellen, sondern ihn als solchen erst einmal anzunehmen und wahrzunehmen, entspricht einem „achtsamen“ Umgang mit den Symptomen. Das Üben von „Achtsamkeit“ erfreut sich in den letzten Jahren in der Psychotherapie in Bezug auf unterschiedlichste körperliche und mentale Probleme einer zunehmenden Popularität. Das Konzept der Achtsamkeit in Verbindung mit der Idee, körperliche Empfindungen, Gedanken und Gefühle wie Wolken am Himmel ohne Bewertung kommen und wieder ziehen zu lassen, kann auf FNS sinnvoll bezogen werden. Im Mittelpunkt steht die Entwicklung der Fähigkeit, die Aufmerksamkeit wie mit einem Scheinwerfer nach innen auf den Körper und die Symptome zu richten und zunächst nur einmal alles zu beobachten, ohne zu versuchen, den dissoziativen Anfall zu kontrollieren.

In der Beobachterperspektive bleiben. Die radikalste Form eines achtsamkeitsorientierten Vorgehens besteht sicherlich darin, auf jedwede Versuche, den Anfall zu kontrollieren, zu verzichten. Die betroffene Person wechselt in die Beobachterposition und betrachtet, wie bei einem inneren Film, alles das, was in Körper und Geist während des Anfallsgeschehens vor sich geht, so lange und so gut dies bewusst (noch) möglich ist. Man bleibt strikt in der Beobachterposition, ohne Einfluss nehmen zu wollen.

Alternativ: Beobachten und Bewältigungsstrategien einsetzen. Eine andere Möglichkeit ist, ausgehend von dieser Beobachterperspektive bestimmte Bewältigungsstrategien einzusetzen, um den weiteren Anfallsverlauf abzumildern. Im Folgenden einige Vorschläge zum Ausprobieren:

- *Atemübungen:* Parallel zur Wahrnehmung des Anfallsgeschehens soll die Konzentration auf den Atem gelenkt werden: Einatmen, den Atem halten und Ausatmen. Wenn die Aufmerksamkeit vom Atmen abschweift, registriert man dies kurz und versucht, die Aufmerksamkeit wieder zurück zum Atmen zu lenken. Atemübungen eignen sich deshalb auch so gut, weil Atmung wie eine Konversionsreaktion auch unwillkürlich „wie von selbst" abläuft. Besonders empfehlenswert ist, länger auszuatmen als einzuatmen und sich auf die Bauchatmung zu konzentrieren. Die skizzierte Atemtechnik sollte zunächst geübt werden – unabhängig von einer Anfallssituation – damit sie später bei den ersten Vorboten eines Anfalls blitzschnell abgerufen und eingesetzt werden kann. Zum Üben legt sich das Kind mit dem Rücken auf den Boden und legt ein Stofftier oder auch nur die Hand auf den Bauch, am besten mittig über den Bauchnabel. Bei jedem Einatmen bewegt sich die Hand oder das Stofftier mit dem Bauch leicht hoch. Mit jedem möglichst etwas verlängerten Ausatemzug senkt sich der Bauch wieder tief ab. Ideal ist, wenn das Ausatmen doppelt so lange dauert wie das Einatmen. Dieses Auf und Ab beobachtet das Kind. Nimmt es dann Vorwarnzeichen eines Anfalls wahr, kann es unmittelbar in diese Atemtechnik übergehen. Es reicht dann, die Hand auf den Bauch zu legen, die Bauchatmung zu verstärken, das Ausatmen zu verlängern und sich auf das Atmen zu konzentrieren. Diese Atemtechnik hat sich zum Stressabbau in FNS-Situationen und auch in anderen kritischen Stresssituationen bewährt.
- Wenn das Kind diese Atemtechnik gut beherrscht und prompt abrufen kann, so kann es sie noch weiter verfeinern, indem es beim Ausatmen etwas summt. Dies kann ein gleichbleibender Ton sein, oder auch eine einfache Melodie. Das Summen unterstützt den gleichmäßigen, ruhigen Fluss des Ausatmens und damit den Anspannungslevel. Das direkte Umschalten in der Anfallssituation gelingt umso prompter, je intensiver das Kind dies vorher in „Trockenübungen" eingeübt hat. Im Alltag können Eltern dies mit dem Kind üben, indem sie spontan in die Hände klatschen. Das Kind schaltet dann sofort um und startet seine Übung. Das Klatschen simuliert plötzlich einsetzende Vorboten.

- Eine weitere Ergänzung der Atemtechnik besteht darin, dass das Kind sich gleichzeitig zum Ausatmen innerlich ein Wort oder einen Satz vorspricht, wie etwa „Mit jedem Ausatmen atme ich den Anfall wieder aus“. Auch ohne Worte kann es sich bildlich vorstellen, wie es den sich entwickelnden Anfall wieder „ausatmet“.
- Die Gedanken, inneren Sätze und Selbstgespräche, die dem Kind bei Anfallsbeginn spontan durch den Sinn gehen, sind vielfach „negativ“ geprägt. Sie fluchen vielleicht innerlich („Verdammt noch mal, warum schon wieder so ein blöder Anfall!“), sie malen sich ihre Zukunft schwarz aus („Das wird nie besser!“) oder machen sich sogar falsche Vorwürfe („Du kriegst es überhaupt nicht hin, etwas gegen die Anfälle zu tun!“). Dies ist zwar sehr verständlich, aber dennoch nicht hilfreich. Emotional hilfreicher und tröstender sind dagegen Sätze wie „Ich habe es schon öfter erlebt, nachher ist alles wieder okay“ oder „Ich bleibe ruhig und atme“. Man kann in Ruhe einen guten und passenden Satz überlegen und sich im Alltag immer mal wieder vorsagen, bis er „sitzt“.
- Achtsames Beobachten kann man auch außerhalb von Anfallssituationen lernen und üben. Hierzu bieten sich Übungen unter Nutzung verschiedener Sinnesorgane an, z. B. das konzentrierte Schmecken von bestimmten Speisen (z. B. einer Zitrone), bestimmte Tastübungen (z. B. rauer Oberflächen) oder das Lauschen von Vogelstimmen. Idealerweise startet man mit Übungen mit einem nicht beeinträchtigten Sinneskanal. Bei einem Kind mit einer funktionellen Sehschwäche kann man beispielsweise zunächst üben, in einem nahegelegenen Waldstück oder Park genau auf die Vogelstimmen und andere Geräusche zu achten. Wenn das Kind anhand des akustischen Kanals das Prinzip des achtsamen Wahrnehmens verstanden hat und die Achtsamkeitsübung zunehmend beherrscht, kann zu Übungen im visuellen Bereich gewechselt werden (z. B. langes Betrachten von Bildern).

Ablenkungsstrategien

Für manche Kinder und Jugendliche sind solche Achtsamkeitsstrategien oder Atemtechniken unpassend oder überfordernd. Das kann auch daran liegen, dass zwischen den ersten Vorwarnzeichen und dem Vollbild des Anfalls nur wenige Sekunden liegen. Manche Kinder und Jugendliche können auch nichts mit der Vorstellung anfangen, den Anfall einfach nur wie vorüberziehende Wolken am Himmel oder dahintreibende Blätter auf einem Fluss wahrzunehmen und ihn nicht zu bewerten bzw. zu kontrollieren. Sie finden die Anfälle einfach „blöd“ und können nicht nachvollziehen, dass sie diese Anfälle nicht so bewerten sollen. Trifft dies auf Ihr Kind zu, können Ablenkungsstrategien hilfreich sein. Auch diese sollte das Kind vorher in „Trockenübungen“ gut einüben, damit es bei einem Anfall prompt umschalten und diese einsetzen kann. Im Folgenden werden einige Beispiele für Ablenkungsstrategien aufgelistet:

- Das Kind startet ein vorher einstudiertes Bewegungsverhalten, wie zum Beispiel mit den Knien oder Füßen wippen oder mit den Augen abwechselnd schnell von links nach rechts und immer wieder hin und her gucken. Manchmal kann eine solche spontan eingesetzte Bewegung das „Anfallsprogramm durcheinanderbringen“ und umlenken.
- Um das schnelle Umschalten zu trainieren, können Eltern und Kind vereinbaren, dass die Eltern manchmal im Alltag ganz unvermittelt in die Hände klatschen. Das ist dann für das Kind das Zeichen, jetzt sofort seine Ablenkungsstrategie zu starten. Das Klatschen simuliert damit das Registrieren eines ersten Vorboten, auf den das Kind ebenso blitzschnell reagieren soll.
- Ein Kind, das Angst hat, sich bei einem Anfall durch einen Sturz zu verletzen, kann sich innerlich den Befehl geben: „Setz dich schnell auf den Boden!“. Die Bewegung des Hinsetzens kann zu einer Irritation des üblichen Anfallsablaufs beitragen und abmildern. Er bietet zudem die Sicherheit, sich durch einen Sturz nicht zu verletzen.
- Mentale Aufgaben, wie z. B. das Rückwärtszählen von 100 bis 0 in 7er Schritten (100, 93, 86, 79 etc.) oder bei jüngeren Kindern das Rückwärtszählen von 10 auf 0 in 2er Schritten, können die Aufmerksamkeit binden und so von einem Anfall ablenken. Man muss allerdings eine gute Balance finden, sodass die Aufgabe einerseits anspruchsvoll genug ist, die Aufmerksamkeit zu binden, und andererseits aber nicht zu schwierig ist, damit sie im Moment des Anfalls keine Überforderung darstellt.
- Wenn man unterwegs ist, kann zur Ablenkung alles gelesen werden, was gerade zur Verfügung steht (Litfaßsäulen, Werbung, Straßenschilder).
- Ein bestimmtes Lieblingslied laut oder innerlich stumm singen.
- Das Gewicht von einem auf das andere Bein hin und her verlagern und sich dabei vorstellen, dass man fest auf dem Boden steht.

5.10 Angemessenes Reagieren der Bezugspersonen bei akuten Symptomen

Eltern reagieren bei akut auftretenden Konversionssymptomen ihres Kindes sehr unterschiedlich: Manche reagieren mit spontaner Zuwendung, lassen alles stehen und liegen, brechen zum Beispiel ein Telefongespräch ab, sagen eine Verabredung ab oder gehen nicht zum geplanten Sportkurs. Andere holen ihr Kind aus der Schule ab oder lassen es erneut krankschreiben. Wieder andere Eltern trösten ihr Kind und reden ihm gut zu. Manche Eltern ignorieren die Symptome eher oder versuchen, das Kind abzulenken. Einige Eltern reagieren auch mit Verärgerung. Andere verhalten sich bewusst eher kühl und ruhig und „machen kein großes Drama daraus". Wieder andere geben ihrem Kind Anweisungen, was es tun soll (z.B. „Versuch, ruhig zu atmen!", „Setz dich auf den Boden!").

Elternteile können sich in ihrer Reaktion auch deutlich unterscheiden: Die Mutter bemüht sich vielleicht, ganz unaufgeregt und „cool" zu bleiben, während der Vater stark aufgeregt und emotional reagiert. Und die Oma, die im Haus lebt und das Kind mitbetreut, wenn beide Eltern aufgrund ihrer Berufstätigkeit nicht zu Hause sind, reagiert noch einmal anders, tröstet das Kind aus vollem Herzen und verwöhnt es, um es für sein Leiden zu entschädigen.

Manche Eltern spüren intuitiv, dass es der weiteren Entwicklung des Kindes nicht guttut, wenn sie bei akuten Symptomen ein Übermaß an Zuwendung zeigen. Dies gilt besonders bei hochakuten Symptomen wie bei einem dissoziativen Anfall. Manche Eltern fragen sich auch, ob sie den Symptomen nicht noch zusätzliche Bedeutung verleihen und sie noch mehr in den Mittelpunkt des Lebens rücken, wenn sie jedes Mal ein Drama daraus machen. Sie möchten gegenüber ihrem Kind jedoch auch nicht hartherzig erscheinen, wenn sie den Symptomen keine große Beachtung schenken und „schnell wieder zur Tagesordnung übergehen". Sie fürchten, ihr Kind könnte den Eindruck gewinnen, dass sie nicht wirklich mitfühlen und sein Leiden nicht wirklich sehen, sondern bagatellisieren. Sie möchten ihrem Kind signalisieren, dass sie es unterstützen, trösten und an seiner Seite stehen. Viele Eltern fühlen sich daher in einem Dilemma.

Um diesem Dilemma zu entkommen, sollte man sich die wichtigsten Gesetze der Lernpsychologie vergegenwärtigen: Jedes Verhalten hat positive und negative Folgen bzw. Auswirkungen. Ein Organismus zeigt ein Verhalten umso häufiger und stärker, je regelmäßiger dem Verhalten eine angenehme Konsequenz folgt bzw. eine unangenehme Konsequenz vermieden werden kann. Man spricht hier von Verstärkung oder Konditionierung.

Übertragen auf FNS bedeutet dies, dass sich FNS-Symptome bzw. -Reaktionen verfestigen können (häufiger auftreten können), wenn sie sich einmal entwickelt haben und durch angenehme Konsequenzen (z. B. eine Extraportion Zuwendung) in einer Anfallssituation belohnt werden. Es ist wichtig, diesen Punkt nicht falsch zu verstehen: Wie bereits in Kapitel 4 ausführlich erläutert, erzeugt das Kind die FNS-Reaktion nicht absichtlich. Vielmehr unterliegt sein Organismus, sein Nervensystem und damit seine FNS-Reaktionen denselben Verstärkungsprinzipien, denen wir alle unterliegen.

Die hohe Kunst besteht also darin, dass Eltern dem Kind einerseits signalisieren, dass sie an seiner Seite stehen und es trösten, andererseits sollten sie aber in einer Situation, in der das Kind psychisch besonders verletzlich ist (z. B. bei einem akuten dissoziativen Anfall), das Kind nicht mit extra Zuwendung belohnen. Beim Kind sollte aber auch nicht der Eindruck entstehen, dass seine Eltern es hartherzig ignorieren.

Manche Fachleute empfehlen, dass Eltern bei dissoziativen Anfällen den Raum verlassen sollten, um den Anfall nicht zu verstärken. In dieser Empfehlung steckt der richtige Gedanke, dass Konditionierungseffekte möglichst vermieden werden sollten. Ein solches Vorgehen und die damit verbundene Absicht muss dem Kind allerdings unbedingt vorab erläutert werden, damit es sich nicht gekränkt und bewusst allein gelassen fühlt. Man könnte etwa sinngemäß sagen: „Wir wissen ja, dass du die Anfälle nicht absichtlich machst. Aber der Anfall findet vielleicht Gefallen daran, wenn er so viel Aufmerksamkeit bekommt. Deswegen möchten wir dir vorschlagen, dass wir aus dem Raum gehen, wenn ein Anfall losgeht. Uns ist es ganz wichtig, dass du uns dabei richtig verstehst. Wenn wir aus dem Raum gehen, richtet sich das gegen den Anfall und überhaupt nicht gegen dich."

Der folgende Kasten fasst einige Empfehlungen zum „richtigen" Reagieren bei Akutsymptomen zusammen. Die Eltern können diese mit Therapeuten und dem Kind durchsprechen und auf ihre sehr individuelle Situation zuschneiden.

Hilfreiche Reaktionen der Eltern und Bezugspersonen bei akut auftretenden Symptomen

Es empfiehlt sich,

- die Realität der Symptomatik gegenüber dem Kind im Alltag, also unabhängig von akuten Symptomen, tröstend und mitfühlend anzuerkennen. Dies verbindet Eltern und Kind in ihrem gemeinsamen „Kampf" gegen die Symptome. Dies stützt wiederum ganz grundsätzlich die Beziehung und Bindung.
- auf stark negative und pessimistische Bewertungen der Beschwerden, der Konsequenzen und vermeintlichen Ursachen zumindest im Beisein des Kindes zu verzichten.
- in konkreten Situationen der akuten Zuspitzung der Symptome (zum Beispiel bei einem dissoziativen Anfall) auf überschießende Zuwendung zu verzichten. Wenn dies dem Kind gut verständlich zu machen ist, kann man mit ihm vereinbaren, den Raum zu verlassen bzw. einen Anfall mit etwas Abstand einfach nur schweigend zu beobachten, bis dieser vorbei ist. Außerhalb von solchen Akutsituationen können und sollen Eltern dem Kind ihre Zuneigung natürlich zeigen und vergewissern.
- dem Kind in Abstimmung mit den Fachleuten Hinweise zu geben, welche Strategien es in der akuten Situation am besten anwendet (z. B. Konzentration auf einen ruhigen Atem).
- Regeln zu überlegen und zu vereinbaren, wie die Eltern und das Kind am besten beim Auftreten von Symptomen (z. B. einer Anfallsepisode) reagieren. Die Regeln setzt man dann im Alltag um und bespricht nach einiger Zeit, was gut läuft und was nicht, und überlegt dann gemeinsam, was man vielleicht noch verbessern kann.

6 Wie hilft Psychotherapie?

6.1 Die Vorteile psychotherapeutischer Unterstützung

Vielleicht haben Sie, nachdem die Diagnose FNS bei Ihrem Kind gestellt wurde, von den Ärzten die Empfehlung erhalten, mit Ihrem Kind einen Psychotherapeuten aufzusuchen. Auch wenn in diesem Ratgeber die Auffassung vertreten wird, dass eine biologische Veranlagung die Wahrscheinlichkeit für die Entstehung einer FNS erhöhen kann, so gilt es realistisch festzustellen, dass die Medizin derzeit keine wirksamen Medikamente oder Ähnliches zur Verfügung stellen kann, um einer solchen biologischen Veranlagung entgegenzuwirken. Neben den oben ausgeführten Strategien gilt unter Fachleuten daher die Psychotherapie als eine wichtige und durchaus aussichtsreiche Methode der Wahl zur Behandlung von FNS. Dennoch kann auch die Psychotherapie keine Heilung versprechen, die Praxis zeigt, dass der Verlauf von FNS und die Ergebnisse, die mit einer Psychotherapie erzielt werden können, sehr unterschiedlich ausfallen können: Es kann zu einer kompletten Heilung kommen, eine Psychotherapie kann aber auch nahezu keinen Effekt haben.

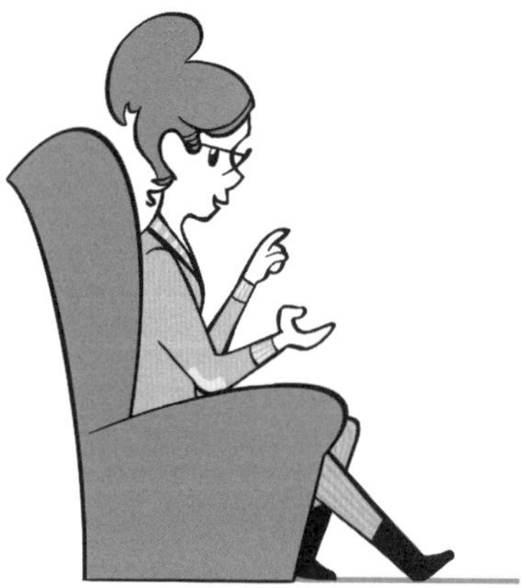

© Klaus Gehrmann

Wenn „die Chemie" mit dem Therapeuten stimmt und Sie miteinander eine respektvolle, engagierte und ernsthafte Arbeitsbeziehung entwickeln können, werden Sie vermutlich *mindestens* einen Nutzen aus der Psychotherapie ziehen, nämlich einen professionellen Gesprächspartner zu gewinnen, der Ihr Kind und Sie darin unterstützt, mit all den Sorgen und Belastungen besser klarzukommen, die sich aus dem Leben mit FNS ergeben. Mit dem Therapeuten können Sie viele Fragen besprechen, die auch in diesem Ratgeber behandelt werden (z.B. Wie klären Sie Ihr Umfeld auf? Wie verhalten Sie sich erzieherisch gegenüber Ihrem Kind? Wie geht es in der Schule weiter? Wie reagieren Sie am besten bei plötzlich auftretenden oder sich verschlimmernden Symptomen? Wie sprechen und einigen Sie sich in der Partnerschaft über wichtige Fragen im Zusammenhang mit FNS?). Mit therapeutischer Unterstützung gibt es eine gute Chance, dass Sie Ihr familiäres Leben mit FNS etwas einfacher und sorgenfreier gestalten können. In einer Psychotherapie geht es nicht (nur) um Konflikte, Traumata und schlechte Gefühle, sondern (auch) ganz praktisch um die Stärkung Ihrer gemeinsamen Anpassungsfähigkeit an die vielen Herausforderungen, die mit der FNS-Erkrankung Ihres Kindes verbunden sind. Damit haben Sie zwar noch nicht die Symptome der FNS in den Griff bekommen und Sie kennen vielleicht auch noch nicht die Gründe, warum Ihr Kind eine FNS entwickelt hat, aber bei einer erfolgreich verlaufenden Therapie können Sie auch dabei Fortschritte machen.

Ein weiterer Vorteil besteht darin, dass Sie im Unterschied zu Gesprächen mit guten Freunden, Verwandten oder Kollegen mit einem Psychotherapeuten nun einen „Profi" an Ihrer Seite haben, bei dem Sie nicht darüber nachdenken müssen, welche Wirkungen Ihre Symptomschilderungen haben oder wie vertraulich Ihr Gegenüber mit Ihren Berichten umgeht, gerade dann, wenn Sie sich schwach und ratlos zeigen.

Im Rahmen einer Psychotherapie gelangen naturgemäß psychische Hintergründe in der Lebensgeschichte Ihres Kindes oder in der Gegenwart Ihres Kindes in den Blick. Eine wichtige Frage wird vermutlich sein, wie es dazu kommen konnte, dass gerade Ihr Kind und dann noch ausgerechnet zu diesem Zeitpunkt eine FNS entwickelt hat. In diesem Zusammenhang ist es hilfreich, wenn Sie sich noch einmal bewusst machen, welchen Reim Sie sich persönlich auf die Störung machen. Im folgenden Kasten finden Sie einige Fragen, die Sie dazu anregen können, über die psychischen Hintergründe zu reflektieren.

Reflexionsfragen: Was denken Sie selbst über die FNS?

- *Natur der FNS:* Um welche Art von Krankheit handelt es sich bei FNS? Ist das überhaupt eine Krankheit? Wenn nicht, was dann? Was ist nach Ihrem persönlichen Eindruck bei dieser Krankheit los? Welchen Reim machen Sie sich darauf? Wundert es Sie, dass gerade Ihr Kind und nicht irgendein anderes Kind aus der Schulklasse oder Nachbarschaft eine FNS entwickelt hat? Oder ist das im Grunde gar nicht so seltsam? Wenn ja, warum?
- *Ursachen, Hintergründe, Auslöser:* Wo kommt die Störung nach Ihrer persönlichen Einschätzung her? Wo ist die Störung anzusiedeln? Ist es eine zwar noch nicht entdeckte, aber letztlich doch körperliche, internistische Erkrankung? Eine neurologische Erkrankung? Eine im weitesten Sinne psychisch bedingte Störung? Welche Faktoren in der Lebensgeschichte Ihres Kindes

könnten eine Rolle bei der Entstehung der Störung gespielt haben? Welche Faktoren in der aktuellen Lebenssituation Ihres Kindes spielen eine Rolle?

- *Weiterer Verlauf:* Wie wird sich die Symptomatik bei Ihrem Kind wohl weiterentwickeln? Wird sie schlimmer werden, spontan verschwinden oder gleich bleiben?
- *Zukunft, falls die Symptomatik sich über längere Zeit nicht wirklich bessern sollte:* Wie stellen Sie sich das weitere Leben Ihres Kindes und Ihrer Familie konkret vor? Welche Anpassungen im Leben Ihres Kindes und Ihrer Familie würden anstehen? Wie würden Sie das Leben mit FNS in Ihren Alltag einbauen?

6.2 Die Bandbreite der psychotherapeutischen Methoden

Innerhalb der Psychotherapie gibt es unterschiedliche Verfahren. Psychotherapeuten unterscheiden sich in ihren Ausbildungswegen und in den Methoden, die sie besonders gut beherrschen und daher bevorzugt anwenden. Beispiele sind:

- Verhaltenstherapie. Diese verwendet zum Beispiel konkrete Übungen, um neues Verhalten einzuüben. Dies können sowohl Methoden sein, die direkt an den Symptomen ansetzen (z. B. Anfallsunterbrechung bei dissoziativen Anfällen; Bewegungsübungen bei Lähmungen), als auch Übungen im sozialen, kommunikativen Verhalten (z. B. klar und selbstbewusst auf Fragen nach den Symptomen antworten zu können).
- Zur Verhaltenstherapie gehören auch sogenannte kognitive Methoden. Auch diese können sich direkt auf die spontanen, wie automatisch einströmenden Gedanken und Bewertungen zu den Symptomen und zur ganzen Person beziehen (z. B. „Seitdem ich die Symptome habe, kann ich mich nicht mehr leiden und will mich niemandem mehr zumuten"). Man lernt, sich negative, verzerrte, unrealistische und vor allem quälende Gedanken, die einen „nur runterziehen", bewusst zu machen und nach und nach durch angemessene, realistische, konstruktive, „lösungsorientierte" Gedanken zu ersetzen.
- Verhaltenstherapeutische und tiefenpsychologische Verfahren widmen sich beide ungelösten, eher unterschwelligen, nicht leicht zu besprechenden Konflikten und deren Lösung.

- Methoden der besseren Verarbeitung von schwierigen, vielleicht auch traumatischen Erfahrungen in der Vergangenheit, die bis heute unterschwellig das Denken und Fühlen überschatten, die Zufriedenheit mit sich selbst betrüben (also den Selbstwert) und das Vertrauen in die Freundlichkeit, die Zugewandtheit und das Wohlwollen anderer Menschen angekratzt haben.
- Methoden der Erziehungsberatung mit dem Schwerpunkt darauf, wie die Eltern auf akute Symptome und auf Rückzug des Kindes aus dem Sozialkontakt und dem Schulleben reagieren können.
- Familientherapeutische Methoden, die weniger die Vergangenheit, sondern stärker die Beziehungen und Konflikte in der Gegenwart betrachten. Dazu zählt auch zu schauen, welche verdeckten, unausgesprochenen Botschaften die FNS-Symptome in diese Beziehungen senden könnten.
- Entspannungsverfahren, Vorstellungsübungen (sogenannte imaginative Verfahren) bis hin zu Hypnotherapie und Hypnose (vgl. Kapitel 5.2). Bei diesen Methoden werden neue Wege der Problemlösung zunächst in der Vorstellung geübt, bevor sie „im echten Leben“ umgesetzt werden. Vorstellungsübungen und Fantasiereisen können sich auch auf den hilfreichen Umgang mit den Symptomen und im Prinzip auf alle möglichen „Lebensprobleme“ aus der Vergangenheit oder der Gegenwart sowie auf Befürchtungen zur Zukunft beziehen.

6.3 Der therapeutische Auftrag: Wo soll die Reise hingehen?

Je nach individueller Problemlage können bestimmte Methoden besser passen als andere (in der Fachsprache: Indikation). Auch lohnt es in der Regel, bestimmte Methoden je nach individuellem Bedarf gezielt miteinander zu kombinieren (in der Fachsprache: multimodaler Ansatz). Ebenso kann es sinnvoll sein, manche Themen und Herausforderungen allein mit dem Kind, andere nur mit den Eltern, und wieder andere mit den Eltern und dem Kind und vielleicht sogar noch mit weiteren Familienmitgliedern auszutauschen (in der Fachsprache: kindzentriertes, elternzentriertes, elternteilbezogenes, familienzentriertes Gesprächssetting). Es kann sich auch anbieten, die Settings nacheinander zu wechseln. So möchten Sie vielleicht manche Themen lieber zunächst ohne Anwesenheit Ihres Kindes mit dem Therapeuten besprechen.

Ihr Kind kann ebenfalls das Bedürfnis haben, etwas allein mit dem Therapeuten besprechen zu wollen, weil es (ob nun zu Recht oder zu Unrecht) befürchtet, dass mit seinen Äußerungen kritisch umgegangen werden könnte. Dann kann ein entsprechendes Setting gewählt werden, vielleicht auch mit dem Ziel, mit dem Therapeuten gemeinsam zu überlegen, wie man ein schwieriges Thema in die Gesamtfamilie hineintragen kann, ohne dass sich jemand gekränkt, herabgesetzt oder überfordert fühlt.

Psychotherapeutische Methoden werden individuell angepasst. Nach einer ersten Phase des Kennenlernens und Vortastens sollten die Familie und der Therapeut auf Augenhöhe abstimmen, mit welchen vorrangig wichtigen Fragen, Problembereichen und Themenschwerpunkten sie gemeinsam starten möchten. Manche Psychotherapeuten sprechen hier von einer sogenannten „Auftragsklärung". Das Wort erinnert an die Auftragsvergabe an Handwerker. Der Vergleich ist gar nicht so verkehrt. Wenn Sie Ihre Wohnung renovieren möchten, überlegen Sie ja auch mit den Handwerkern, wie Ihr Haus nach den Arbeiten aussehen soll, damit alle Familienmitglieder sich später darin wohlfühlen, und in welcher Reihenfolge man die Arbeiten angeht. Die Anstreicher fangen erst an, wenn die Maurer und Elektriker mit ihren Arbeiten fertig sind. Bei der Auftragsklärung zu Beginn einer Therapie stimmt man auch ab, was Aufgabe des Therapeuten ist und was in Ihrer Verantwortung bzw. der Verantwortung Ihres Kindes liegt. Der Erfolg vieler hier empfohlener Methoden (z. B. Physiotherapie, Vorstellungsübungen, Wiederaufnahme des Schulbesuchs, Aufrechterhaltung von Hobbys und Sozialkontakten) hängt nicht zuletzt von der Stärke der Motivation der Familienmitglieder ab. Und das Engagement hängt wiederum davon ab, dass Ihnen die vorgeschlagenen Methoden auch sinnvoll erscheinen und plausibel sind. Deswegen ist es so wichtig, dass Sie erfahren, welche Wirkung man sich von deren Durchführung verspricht. Nur so kann echte Motivation aufgebaut und bei Rückschlägen auch aufrechterhalten werden. Ohne diese Motivation aufseiten des Kindes und der Familie kann auch der beste Therapeut nicht viel ausrichten.

Wenn Ihr Therapeut Sie also regelmäßig nach Ihren Ideen und Vorschlägen fragt und Ihnen darüber hinaus „Hausaufgaben aufdrückt", Sie also bittet, zu Hause selbsttätig bestimmte Dinge auszuprobieren und einzuüben, so will er sich damit in aller Regel nicht vor eigener Arbeit und Verantwortung drücken. Vielmehr kommt es darauf an, dass Sie in Ihrem Alltag bestimmte Kurskorrekturen vornehmen und diese Schritt für Schritt als neue Routinen in den Alltag einbauen und einüben.

In die Auftragsklärung bringt der Therapeut sein Wissen und seine Erfahrung als Experte ein. Sie und Ihr Kind bringen die eigenen Wünsche, Anliegen und Ziele ein. Das muss man dann wechselseitig respektvoll zusammenführen. Man entwickelt partnerschaftlich eine „Agenda" mit den drängendsten Themen. Erfahrungsgemäß ändert sich die Agenda im Laufe der Therapie des Öfteren wieder. Das ist normal und nicht schlimm.

Merke

Es ist wichtiger zu bestimmen, wo man hin möchte (Ziele) und wie man dorthin gelangt (Strategien), als zu bestimmen, worin die Probleme bestehen.

6.4 Dreiklang: Die Symptome, ihre Folgen und ihre Ursachen im Blick

Die zu bearbeitenden Themen in der Psychotherapie bei FNS können sehr vielfältig sein. Man kann drei große Gruppen unterteilen:

- *Ansetzen an den Folgen von FNS.* Zunächst geht es um die konkrete Bewältigung der Veränderungen und Beeinträchtigungen, die mit dem Beginn der Symptomatik Einzug in das Leben des Kindes und der ganzen Familie gehalten haben. Diese Themen sind schon im Kapitel 5 weitgehend thematisiert worden (z. B. Verständnis der Diagnose und der Therapie, die Aufklärung des Umfeldes, schulische Konsequenzen).
- *Ansetzen an der Symptomatik: Die Balance zwischen Akzeptanz der Realität und beherztem Engagement bei der Suche nach Chancen der Einflussnahme.* Akzeptanz beinhaltet die Einsicht, dass die Symptomatik im Moment eine unverrückbare Realität darstellt, Teil des eigenen Lebens geworden ist und unausweichlich Anpassungsleistungen erfordert. Engagement bedeutet, bei dieser Erkenntnis nicht stehen zu bleiben, die Hände nicht in den Schoß zu legen, sich zwar Traurigkeit und Frustration, aber kein dauerhaftes Selbstmitleid zu erlauben und keinen verhängnisvollen Rückzug aus dem Leben anzutreten.

- *Erkunden und Ansetzen an den psychischen Hintergründen der FNS-Symptomatik und deren Aufarbeitung.* Dieser Themenkomplex ist der Kernbestand der Psychotherapie im engeren Sinne. Die Antworten auf die Frage nach psychischen Ursachen sind so individuell und schillernd wie das Leben selbst. Auch bei Anerkennung der oben dargestellten Veranlagung zu biologischen Schutzreaktionen bleibt die Frage, welche Auslöser und Gründe den Organismus des Kindes dazu gebracht haben, die Symptomatik jetzt herauszubilden. Die noch kniffligere Frage ist, mit welchen Lebensveränderungen, Aussprachen und Konfliktlösungen man den Organismus „überzeugen" kann, die Symptomatik wieder zurückzunehmen, weil diese Auslöser und Gründe wieder aufgelöst werden konnten und sich so „erledigt" haben.

6.5 Will uns das Symptom etwas Bestimmtes sagen? Wenn ja, was?

Wir haben die FNS-Symptome als ein Zusammentreffen von einer biologischen Veranlagung im Sinne eines funktionellen Schutzreflexes mit psychischen Auslösern (Sorgen, persönliche Belastungen, zwischenmenschliche Konflikte, Nachwirkungen eines Traumas, Zukunftsbefürchtungen) verstanden. Es kann Hindernisse geben, sie in Worte zu fassen und miteinander zu besprechen. Der Ausgangspunkt bei der Psychotherapie ist die Annahme, dass die FNS-Symptome nicht einfach „vom Himmel gefallen" sind, sondern dass sie einen bestimmten Sinn, eine Bedeutung, eine Botschaft und eine Aufforderung des Organismus beinhalten, das Ausgangsproblem zu verstehen und gemeinsam eine Lösung dafür zu suchen.

Der Sinn und die Botschaft liegen nicht offen zutage, sondern sie müssen erst entschlüsselt werden, um eine passende Antwort zu finden. Anders formuliert: Wenn der Auslöser der Symptomatik klar erkennbar wäre, hätte der Organismus des Kindes gar keine FNS „produzieren" müssen, weil man das Problem auf eine andere Art hätte besprechen und lösen können. FNS kann dann entstehen, wenn die „normale" Problemlösung, aus welchen Gründen auch immer, blockiert ist und stecken bleibt. Die FNS-Symptome werden überflüssig, wenn das Anliegen und die Botschaft verstanden sind, das auslösende Problem identifiziert ist, man sich darüber austauscht und versucht, eine Antwort zu finden. Das wäre in Kurzform die Idee der psychotherapeutisch unterstützenden Lösungssuche.

Das mag für manche Leser vielleicht spekulativ klingen und in gewisser Weise ist es das auch. Aber therapeutische Erfahrungen und Erfolge in vielen Einzelfällen zeigen, dass es sich lohnt, dieser Grundidee und Spur zu folgen.

Die Idee, dass „der Organismus uns Botschaften sendet", mag verwunderlich klingen. Aber der Alltag zeigt, dass der Körper uns unaufhörlich Botschaften sendet.

Beispiel

Wenn der Körper zu frieren beginnt, wir eine Gänsehaut bekommen und wir dieses Zeichen korrekt interpretieren, haben wir die Botschaft des Körpers verstanden (Botschaft: „Es ist kalt, zieh dir etwas Warmes an oder dreh die Heizung auf."). Wir können die Botschaft des Körpers auch ignorieren, aber der Organismus ist hartnäckig, er lässt nicht locker und lässt uns weiter zittern und bibbern. Erst wenn wir die Botschaft aufnehmen und ernst nehmen, also einen Mantel anziehen oder am Thermostat drehen und somit sein Anliegen erfüllen, stellt der Organismus sein Signal und seine Botschaft ein. Er gibt erst dann Ruhe, wenn wir ihn und seine Botschaft verständig aufgenommen und eine Problemlösung gefunden und umgesetzt haben.

Wenn wir in ähnlicher Weise wie beim Frieren die FNS-Symptome wahrnehmen, sie ernst nehmen, uns kümmern und eine Antwort finden, kann sich das körperliche Signal ebenfalls zurückziehen, weil es überflüssig geworden ist. Der Unterschied liegt aber natürlich darin, dass das Frieren als Signal unmittelbar verständlich ist. Die FNS-Symptome sind dagegen rätselhaft und müssen erst entziffert werden. Erst wenn das in den Symptomen „versteckte" Anliegen entziffert wurde und eine passende Antwort gefunden ist, kann der Organismus seinen Schutzreflex (die Symptome) einstellen.

Dabei kann es hilfreich sein, mit den FNS-Symptomen in eine Art Zwiesprache zu treten. Zur Veranschaulichung ziehen wir noch einmal den Vergleich mit Kopfschmerzen bei Migräne heran (vgl. Kap. 5.2). Ein Gesprächspartner ist das Symptom und der andere Gesprächspartner ist das Alltagsbewusstsein mit seinen ganz normalen Gedanken und Gefühlen. Bei Migräne sendet mir der Kopfschmerz eine Botschaft und *ich* höre ihn an (oder auch nicht) und verstehe (oder auch nicht). Ich kann wiederum den Kopfschmerz fragen, was los ist (z. B. „Hallo lieber Kopfschmerz. Kannst du mir bitte einmal einen Hinweis geben, was schiefgelaufen ist? Womit habe ich dich hervorgelockt? Was kann ich dir Gutes tun, damit du dich wieder zurückziehen kannst? Würde es dir gefallen, wenn ich meinen Partner oder meinen Chef noch einmal auf diesen blöden, kränkenden Satz anspreche? Wäre das eine richtige Antwort? Oder liege ich damit falsch?“).

In der Psychotherapie spricht man bei einer solchen Zwiesprache zwischen verschiedenen Anteilen oder zwischen der Person und einem körperlichen Symptom mitunter von „Teilearbeit“. Eine solche Teilearbeit kann auch für Menschen mit FNS ein sehr wertvoller therapeutischer Zugang sein. Auch hier haben wir zwei Anteile: Der eine Anteil ist das FNS-Symptom, also der dissoziative Anfall, die Gangstörung, die Lähmung, der Tremor oder die Sehschwäche. Der andere Anteil ist die „Person“ des Kindes in ihrem ganz normalen Alltagsbewusstsein. Die Person (z. B. das Kind) fühlt sich vielleicht vom Symptom (z. B. dem Anfall) belästigt, malträtiert oder „heimgesucht“. Die Person ist vielleicht genervt, enttäuscht, verzweifelt, ja geradezu wütend über den Anteil „Symptom“, der ihm das Leben so schwer macht und ihn einfach nicht freigeben will. Der Anteil „Symptom“ bleibt wiederum „bockig“ und beharrt darauf, sich nicht zurückzuziehen, solange sich der Anteil „Person“ nicht wirklich auf die Suche macht, sein Anliegen zu verstehen, sondern einfach nur immer über ihn schimpft. Die beiden Anteile sollten also am besten miteinander das Gespräch suchen und den anderen anhören.

Bei allem nachvollziehbaren Ärger der Person über das Symptom ist es ratsam, ihm respektvoll zu begegnen. Wenn es zutrifft, dass dieser Anteil wichtige, bisher nicht genügend berücksichtigte Bedürfnisse des Kindes vertritt und zum Ausdruck bringt, verdient er in dieser Hinsicht auch Achtung. Obwohl wir nicht gerne frieren oder Kopfschmerzen haben, sind diese Signale und Botschaften des Gesamtorganismus trotzdem eigentlich „gut gemeint“. Je höflicher wir mit ihm umgehen, desto eher wird er bereit sein, aus der Deckung zu kommen, sich zu öffnen und seine Anliegen deutlicher mitzuteilen.

Namen und Symbole vergeben für die beiden Anteile. Wenn Sie als Familie mit dieser Vorstellung der beiden Anteile etwas anfangen können und Sie bereit sind, damit zu experimentieren, ist es ratsam, für beide Teile einen individuell passenden Namen zu finden. Statt des individuellen Symptoms kann man diesen Anteil auch einfach als „Körper" oder „Organismus" ansprechen. Statt „Person" kann man das normale Alltagsbewusstsein auch einfach mit dem persönlichen Vornamen ansprechen. So könnte zum Beispiel ein Dialog zwischen „Jonas" und dem „Anfall" entstehen. Die Aufteilung in die beiden Anteile spiegelt bemerkenswerterweise die ohnehin bei FNS immer schon vorliegende Dissoziation, also Entkoppelung, wider. Dissoziative Anfälle, Gangstörung oder Lähmung führen bei FNS in gewisser Weise ein „Eigenleben", weil sie sich vom Gehirn, dem Bewusstsein und dem Willen des Kindes entkoppelt haben. Diese Entkoppelung greifen wir auf und geben den beiden Teilen jeweils ihren eigenen Namen und können sie so einzeln ansprechen.

Die jeweiligen Anteile können stellvertretend auch mit Gegenständen dargestellt werden. Besonders eignen sich dazu Spielfiguren (z.B. Playmobil), Handpuppen oder symbolische Gegenstände. Wenn man – gerade im Rahmen einer Psychotherapie – ein Gespräch zwischen den beiden Teilen anregen möchte, kann man mit zwei Stühlen, die man einander gegenüberstellt, die Gesprächssituation eröffnen. Das betroffene Kind, zum Beispiel Jonas, sitzt auf einem Stuhl und spricht zum Beispiel mit einer Puppe auf dem anderen Stuhl, die den Anfall repräsentiert. Jonas kann dann im Verlauf des Gesprächs den Stuhl wechseln und mit der Stimme des Anfalls zu Jonas auf dem anderen Stuhl sprechen.

Playmobil-Figuren kann man einfach auf dem Tisch platzieren, sie können einander gegenüberstehen und so zu einem Gespräch zwischen den Anteilen anregen. Der Therapeut kann sich ebenfalls als Playmobil-Figur auf dem Tisch in das Gespräch „einmischen". Die Figur des Therapeuten kann sich der Figur des Kindes zuwenden oder aber direkt an die Figur richten, die für das Symptom steht. Wenn das Kind die Idee des Rollenspiels mit den Figuren und Anteilen verstanden hat und wenn es damit spielen und je nach Bedarf die Rollen flexibel wechseln kann, kann man noch weitere Figuren hinzunehmen. Schrittweise können weitere Playmobil-Figuren auf dem Tisch an der passenden Stelle und mit der passenden Blickrichtung positioniert werden. Diese Figuren können zum Beispiel Elternteile, Geschwister oder Mitschüler darstellen. Je näher sich die Personen sind, desto näher kann man sie beieinander positionieren. Wenn sie miteinander zu sprechen beginnen, dreht man sie in Blickrichtung zueinander. So kann zum Beispiel die Klassenlehrer-Figur die Anfall-Figur befragen, wie sie mit ihr umgehen soll, wenn der

Anfall sich plötzlich während des Unterrichts meldet (z.B. „Ist es dir lieber, wenn ich einfach mit dem Unterricht weitermache oder soll ich unterbrechen? Soll dein Sitznachbar Kay sich auf mein Zeichen hin neben dich stellen und aufpassen, dass du dich nicht verletzt, falls du stürzt? Sollen wir hinterher in der Klasse kurz über den Anfall reden oder lieber nicht? Soll ich deine Eltern anschließend anrufen und benachrichtigen?"). Solche komplexeren Aufstellungen sollten erst eingeführt werden, wenn das Kind mit einfachen Szenen schon gut zurechtkommt.

Varianten, wie man mit den Anteilen sprechen kann. Es gibt verschiedene Varianten, wie ein Gespräch zwischen Jonas (Alltagsbewusstsein), dem Anfall (Organismus, Körper) und dem Therapeuten ablaufen kann:

- Der Therapeut kann sich direkt an den Anfall richten und den Anfall etwa befragen, wie man ihm das Leben erleichtern kann.
- Vor allem bei etwas älteren Kindern bzw. Jugendlichen kann der Therapeut sich an das Alltagsbewusstsein von Jonas mit der Bitte richten, sich seinerseits an den Anfall (Organismus, Körper) zu wenden und ihn zu befragen (in der Fachsprache: Technik des zirkulären Fragens). Konkrete Anfallsereignisse können genutzt werden, um die Fragetechnik zu veranschaulichen (z.B. „Jonas, gestern Nachmittag hat dein Organismus (Körper) ja wieder einen Anfall gemacht. Lass uns ihn einmal gemeinsam befragen, was vorher los war, wie er sich angekündigt hat und wie es sich im Körper angefühlt hat, als es losging. Wo warst du? Wer war noch dabei? Wie ging es dir kurz vorher? An was hast du gedacht? Was ging dir durch den Sinn? War etwas passiert, was dir ein schlechtes Gefühl gemacht hat? Vielleicht ist vorher auch gar nichts Besonderes passiert, aber vielleicht hattest du traurige oder ängstliche Gedanken?").
- Die wohl wichtigste Frage, die man dem Anfall stellen kann, lautet: „Welche Veränderung könnte bewirken, dass du dich wieder zurückbildest, weniger wirst, seltener auftrittst? Welche Sorgen müssten verschwinden, damit du seltener auftrittst? Welche Befürchtung müsste sich auflösen, damit du nachlässt?" Die Frage wird in aller Regel nicht beim ersten Mal beantwortet werden können. Man kann sie leicht abgewandelt in immer wieder neuer Formulierung stellen. Das Kind sollte ermuntert werden, seinen Anfall (oder seine Gangstörung, Lähmung, Sehschwäche) immer wieder daraufhin zu befragen, seine Fantasie frei kreisen zu lassen und eine Antwort auf sich zukommen zu lassen.

- Schließlich kann auch die sogenannte Wunderfrage nach Steve de Shazer genutzt werden, um das Alltagsbewusstsein (Jonas) zu befragen. Der Therapeut könnte sinngemäß folgende Frage stellen: „Eines Morgens wachst du auf und du weißt, deine Anfälle werden ab jetzt weniger und weniger werden. Vielleicht sind sie sogar ganz vorbei. Was ist in deinem Leben passiert, was hat sich verändert und gelöst, dass sich dieses Wunder ereignen konnte?“

Fazit: Es gibt viele Aspekte, die nahelegen, sich auf eine Psychotherapie einzulassen. Wenn Sie im Verlauf der Therapie feststellen, dass etwas für Sie nicht passt und sich bei Ihnen Ärger über den Therapeuten oder dessen Methoden und Vorgehen einstellen, so sprechen Sie dies offen an. Psychotherapeuten können in aller Regel gut und professionell damit umgehen. Vielfach werden sie Ihnen für die offenherzige Rückmeldung danken, weil dies ein Hinweis ist, dass Anpassungen notwendig sind. Sie werden dann gemeinsam in eine neue Runde der „Auftragsklärung“ starten und versuchen, eine für beide Seiten stimmigere Vereinbarung bezüglich des weiteren Vorgehens in der Therapie zu finden.

Anhang

Hilfreiche Literatur und Internetlinks

Hinweis: Die meiste Fachliteratur ist für erwachsene Betroffene mit FNS verfasst. Auch Selbsthilfeliteratur adressiert meist nur erwachsene Personen. Speziell für Kinder und Jugendliche und deren Familien verfasste Texte sind extrem rar gesät. Eine weitere Einschränkung liegt darin, dass die meisten Literaturquellen aus Großbritannien oder den USA stammen, also in englischer Sprache verfasst sind. Englischsprachige Webseiten kann man sich mithilfe der Übersetzungsfunktionen vielfach in deutscher Sprache anzeigen lassen.

Literatur für Fachleute

Noeker, M. (2023). *Konversionsstörungen mit funktionellen neurologischen Symptomen*. Göttingen: Hogrefe.

Popkirov, S. (Hrsg.). (2020). *Funktionelle neurologische Störungen*. Berlin: Springer.

Literatur für Betroffene und Fachleute

Die folgende Zeitschrift richtet sich normalerweise vorrangig an Betroffene mit epileptischen Anfällen; dieses spezielle Schwerpunktheft hat allerdings dissoziative Anfälle zum Thema:

- *Dissoziative Anfälle.* Schwerpunktthema der Zeitschrift „Einfälle". Die Zeitschrift der Deutschen Epilepsievereinigung, Nr. 157, 1. Quartal 2021. Verfügbar unter: https://www.epilepsie-vereinigung.de/2021/03/einfaelle-nr-157-1-quartal-2021/

Die folgenden Hefte beziehen sich auf *epileptische* Anfälle und nicht auf dissoziative Anfälle. Trotzdem können viele Ansätze zur Selbstkontrolle auch auf dissoziative Anfälle übertragen werden:

- Heinen, G., Michaelis, R. & Elsas, S. (2021). *Selbst-Handeln bei Anfällen. Heft 10: Sich befreien*. Bad Honnef: Hippocampus Verlag.
- Heinen, G., Michaelis, R. & Elsas, S. (2021). *Selbst-Handeln bei Anfällen. Heft 8: Positiv denken*. Bad Honnef: Hippocampus Verlag.

Literatur für erwachsene Betroffene

Verständliche Broschüren für Personen, die unter dissoziativen Anfällen leiden:

- Arbeitsgruppe funktionell-neurologische Störungen der Charité Universitätsmedizin Berlin, Medizinische Klinik mit Schwerpunkt Psychosomatik. (ohne Jahr). *Psychogene, nicht-epileptische Anfälle. Eine Broschüre für Betroffene und deren Angehörige*. Verfügbar unter: https://psychosomatik.charite.de/fileadmin/user_upload/microsites/m_cc12/psychosom-ccm/Dissoziation/Brochure_de_web.pdf (auch in Englisch, Französisch und Arabisch)
- Frauenheim, M., Labudda, K. & Brandt, C. (2015). *Dissoziative Anfälle*. Verfügbar unter: https://www.mara.de/fileadmin/user_upload/Mara/Website/downloads/epilepsie-zentrum/2015-11-broschuere-dissoziative-anfaelle.pdf

Hilfreiche Internetseiten

Sehr spezialisierte, differenzierte Internetadressen für Betroffene und Familien:

- https://neurosymptoms.org (es gibt die Möglichkeit, sich die Inhalte auf Deutsch anzeigen zu lassen)
- https://fndhope.org (eine britische Selbsthilfeorganisation)

Spezialisierte Internetadresse der „Functional Neurological Disorder Society" für Fachleute:

- https://www.fndsociety.org (es gibt die Möglichkeit, sich die Inhalte auf Deutsch anzeigen zu lassen)

Buchtipps

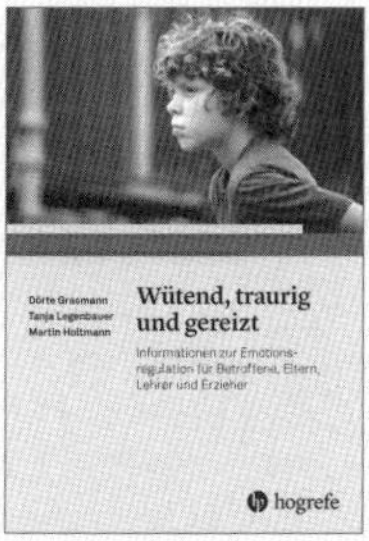

D. Grasmann / T. Legenbauer / M. Holtmann

Wütend, traurig und gereizt

Informationen zur Emotionsregulation für Betroffene, Eltern, Lehrer und Erzieher

Reihe: Ratgeber Kinder- und Jugendpsychotherapie, Band 22

Der Ratgeber zeigt auf, woran man Störungen der Emotionsregulation erkennen kann und wie sie sich von anderen psychischen Störungen abgrenzen lassen.

*2018, 53 Seiten, Kleinformat, € 8,95 (DE) / € 9,20 (AT) / CHF 13.50, ISBN 978-3-8017-2511-2**

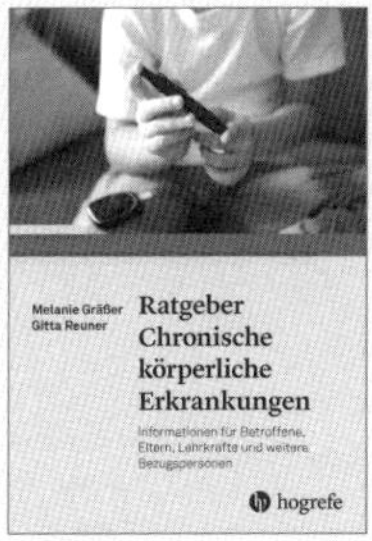

M. Gräßer / G. Reuner

Ratgeber Chronische körperliche Erkrankungen

Informationen für Betroffene, Eltern, Lehrkräfte und weitere Bezugspersonen

Reihe: Ratgeber Kinder- und Jugendpsychotherapie, Band 33

Der Ratgeber vermittelt wichtige Fakten zu chronischen körperlichen Erkrankungen, geht auf mögliche Belastungen ein und schildert den Einfluss von Selbstständigkeit und Verantwortungsübernahme auf das Krankheitsmanagement.

*2023, 135 Seiten, Kleinformat, € 12,95 (DE) / € 13,40 (AT) / CHF 18.50, ISBN 978-3-8017-3144-1**

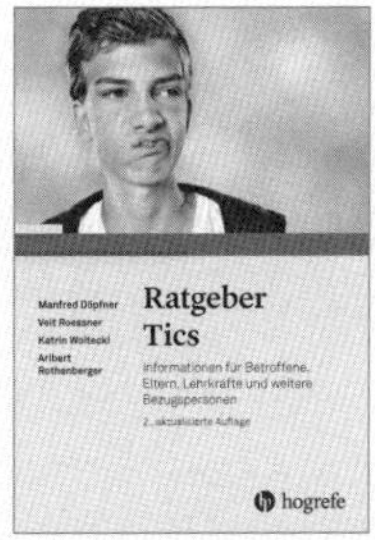

M. Döpfner / V. Roessner / K. Woitecki / A. Rothenberger

Ratgeber Tics

Informationen für Betroffene, Eltern, Lehrkräfte und weitere Bezugspersonen

Reihe: Ratgeber Kinder- und Jugendpsychotherapie, Band 13

Die aktualisierte Auflage des Ratgebers gibt eine knappe Übersicht über die Erscheinungsformen, die Ursachen, den Verlauf und die Behandlungsmöglichkeiten von Tic-Störungen. Betroffene, Eltern und Lehrkräfte erhalten konkrete Tipps dazu, wie sie in Familie und Schule mit der Tic-Problematik besser umgehen können.

*2., aktual. Auflage 2024, 43 Seiten, Kleinformat, € 7,95 (DE) / € 8,20 (AT) / CHF 11.90, ISBN 978-3-8017-3245-5**

** Dieser Titel ist auch als eBook erhältlich.*

www.hogrefe.com

hogrefe

Buchtipps

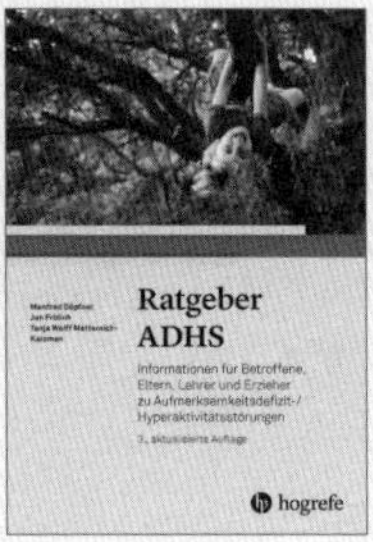

M. Döpfner / J. Frölich / T. W. Metternich-Kaizman

Ratgeber ADHS

Informationen für Betroffene, Eltern, Lehrer und Erzieher zu Aufmerksamkeitsdefizit-/ Hyperaktivitätsstörungen

Reihe: Ratgeber Kinder- und Jugendpsychotherapie, Band 1

Die Neuauflage des Ratgebers informiert über die Erscheinungsformen, die Ursachen, den Verlauf und die Behandlungsmöglichkeiten von ADHS. Eltern, Erzieher und Lehrer erhalten konkrete Ratschläge zum Umgang mit der Problematik in Familie und Schule.

*3., aktual. Auflage 2019, 56 Seiten, Kleinformat, € 7,95 (DE) / € 8,20 (AT) / CHF 11.90, ISBN 978-3-8017-3015-4**

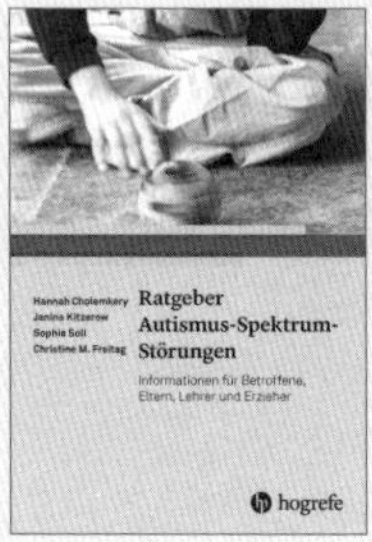

H. Cholemkery / J. Kitzerow / S. Soll / C. M. Freitag

Ratgeber Autismus-Spektrum-Störungen

Informationen für Betroffene, Eltern, Lehrer und Erzieher

Reihe: Ratgeber Kinder- und Jugendpsychotherapie, Band 24

Der Ratgeber informiert über Autismus-Spektrum-Störungen und ihre Ursachen sowie häufig auftretende Schwierigkeiten im Alltag. Zudem werden Förder-, Behandlungs- und Unterstützungsmaßnahmen vorgestellt.

*2017, 62 Seiten, Kleinformat, € 9,95 (DE) / € 10,30 (AT) / CHF 14.50, ISBN 978-3-8017-2705-5**

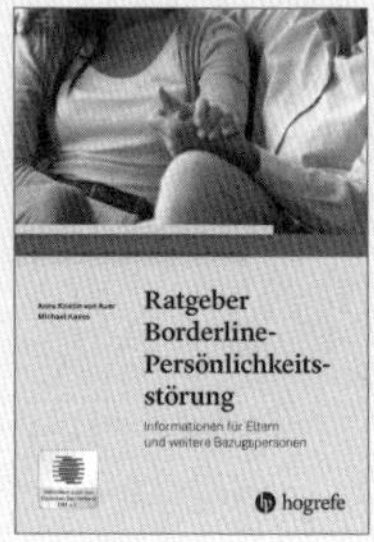

A. K. von Auer / M. Kaess

Ratgeber Borderline-Persönlichkeitsstörung

Informationen für Eltern und weitere Bezugspersonen

Reihe: Ratgeber Kinder- und Jugendpsychotherapie, Band 31

Dieser Ratgeber informiert über die Erscheinungsform, die Ursachen und Behandlungsmöglichkeiten von Borderline-Störungen im Jugendalter. Er zeigt Eltern und anderen Bezugspersonen konkrete Strategien, sogenannte Familienskills, im Umgang mit den Jugendlichen und der eigenen emotionalen Belastung auf.

*2022, 66 Seiten, Kleinformat, € 9,95 (DE) / € 10,30 (AT) / CHF 14.50, ISBN 978-3-8017-2776-5**

** Dieser Titel ist auch als eBook erhältlich.*

www.hogrefe.com

hogrefe